# CHINESISCH HEILEN

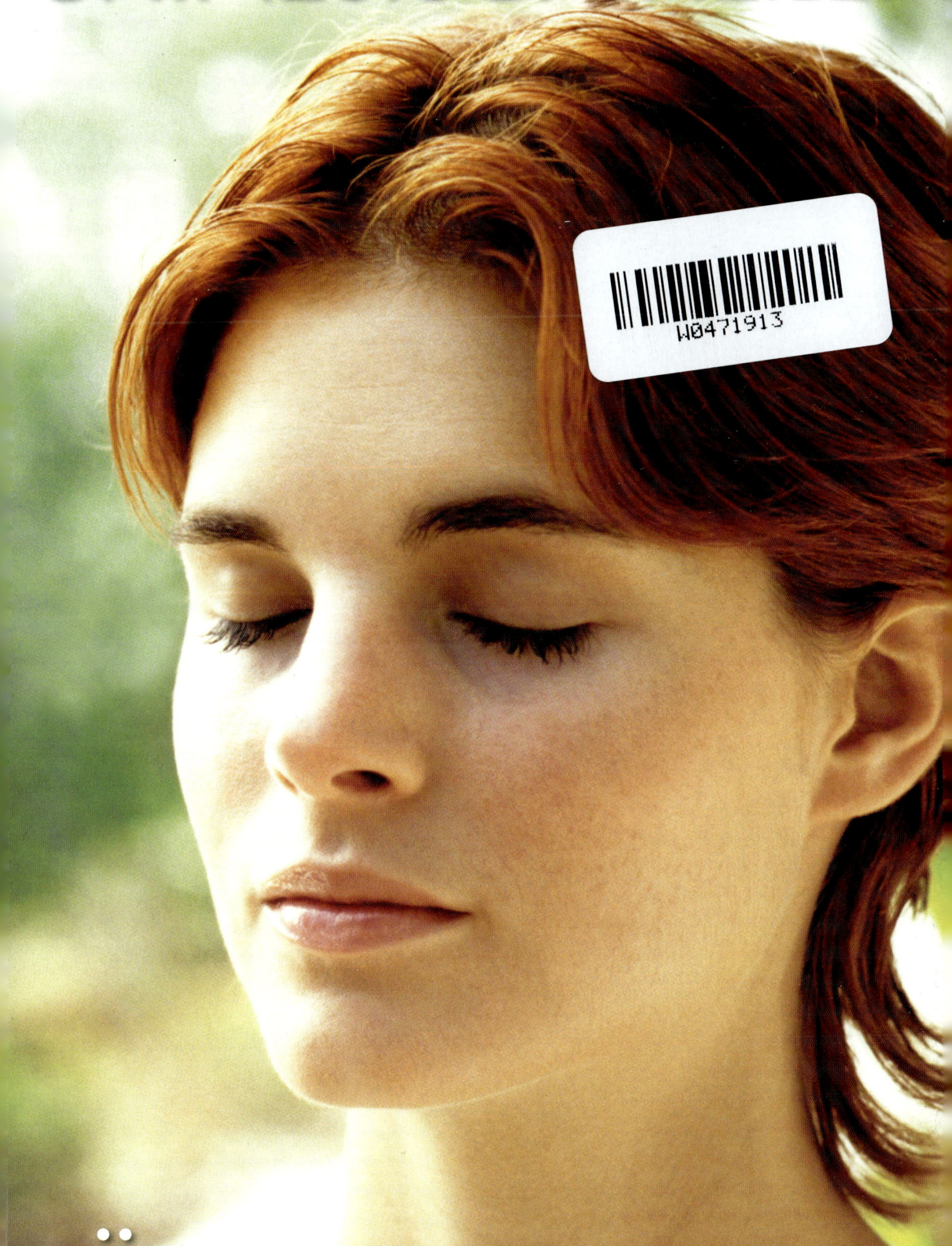



# FÜR EINSTEIGER

Bildnachweis:

| | |
|---|---|
| Willy Puchner | Seite 19–21<br>Fotomodell: Katharina Pfusterschmid |
| imagesource | Coverbild<br>Umschlag innen |
| Grafiken | Seite 8–13; 25–94: eigene Modifikationen aus »Chinesisch heilen«, Kneipp-Verlag, 2003 |

ISBN 978-3-7088-0407-1


| | |
|---|---|
| © Firmensitz: | Kneipp-Verlag GmbH, Kunigundenweg 10, A-8700 Leoben |
| Autor: | Prof. Dr. med. Alexander Meng<br>Prof. Dr. med. Wolfgang Exel |
| Lektorat: | Mag. Kristin Grandl, Kneipp-Verlag |
| Layout, technische Bearbeitung: | Martin Jurkowitsch, Hubert Liebenberger; Kneipp-Verlag |
| Druck: | Theiss GmbH, A-9431 St. Stefan |
| 1. Auflage | Leoben, April 2007 |

# Inhalt



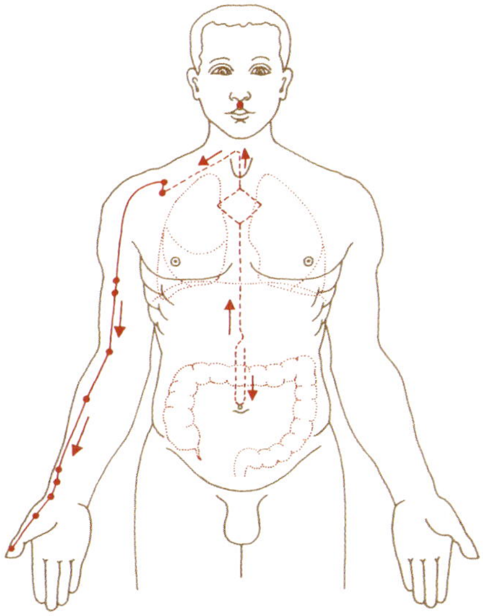

# Vorwort

»Der kluge Arzt heilt nicht, er beugt Erkrankungen vielmehr vor!«

Huatuo

Gesundheitsvorsorge und die Linderung und Unterstützung bei der Behandlung von chronischen Leiden mit Akupressur aus der chinesischen Medizin ist schon sehr weit verbreitet. Wir sprechen dann auch von Vorsorge, Vorbeugung von Saisonerkrankungen und Steigerung der Leistungsfähigkeit. Die Lebensgewohnheiten werden zum Positiven verändert, indem der Patient lernt, sich individuell je nach Alter, Kondition und Jahreszeit anzupassen.

Außerdem kann der in traditioneller chinesischer Medizin (TCM) geschulte Arzt durch die genaue Untersuchung die Frühzeichen von Krankheiten erkennen, auch bei noch symptomfreien Fällen, um so eine bessere Vorbehandlung (Reflexbehandlung) zu bieten; zum Beispiel durch Vermeidung von Risikofaktoren und -situationen.

Die chinesische Massage Tuina oder die Akupressur sind solche Reflexbehandlungen. Sie eignen sich besonders zur allgemeinen Gesunderhaltung, Steigerung der Leistungsfähigkeit, Verbesserung des Allgemeinbefindens und zur Vorbeugung von Krankheiten. Einfach gesagt, wenn für eine Erkrankung eine Maßnahme der physikalischen Therapie angezeigt ist, dann ist die chinesische Massage die Behandlungsform der Wahl.

Wenn der Fachmann die chinesische Massage anwendet, dann sprechen wir von Tuina. Diese Massageform wird von Ärzten, Physiotherapeuten und diplomierten Masseuren ausgeübt. Wenn sie der Laie aber selbst zur Kräftigung, Schmerzlinderung oder Vorbeugung anwendet, dann sprechen wir von Akupressur. Der Laie soll nur nach Rücksprache mit seinem Arzt und unter Anleitung von einem in chinesischer Massage ausgebildeten Masseur eine Selbstmassage (Akupressur) durchführen. Akupressur-Seminare für Laien werden seit einigen Jahren in Österreich von manchen Kneipp-Aktiv-Klubs angeboten. Auch in vielen Kurhäusern (z. B. Bad Tatzmannsdorf) kann man Akupressur in speziellen Kursen erlernen.

Die TCM-Gesundheitspflege (Yangsheng) basiert auf den Konzepten der TCM und altchinesischer Philosophie: Der Mensch bildet mit der Natur, dem Himmel und der Erde eine Einheit, daher ist die Beachtung des Rhythmus in der Natur besonders wichtig. Die Yangsheng-Übungen mit Selbstmassage nach Zonen verbessern die körpereigenen Abwehrkräfte und nehmen Einfluss auf die Organfunktionen. Aus diesem Grund stellen sie einen unverzichtbaren Bestandteil der Vorsorge-Behandlung in der TCM dar.

In diesem Buch werden die Grundbegriffe der Selbstmassage zur Behandlung häufiger Beschwerdebilder und zur Gesundheitsvorsorge anschaulich anhand von Bildern und Grafiken dargestellt. Zum besseren Verständnis der Zusammenhänge wird im Vorfeld die Funktion des Meridiansystems als Mittelpunkt der chinesischen Medizin und Philosophie erläutert.

Eine Einführung in die allgemeinen Aspekte der traditionellen chinesischen Massage dient als Vorbereitung und Anleitung für den praktischen Teil. Die Technik der Akupressur als Selbsthilfe und die verschiedenen Formen der Anwendung können auf diese Weise einfach nachvollzogen und erlernt werden.

Die Anleitungen zur Selbstbehandlung sollen und können jedoch keinesfalls sinnvolle ärztliche Anordnungen ersetzen.

Vor dem Beginn einer Eigentherapie muss in jedem Fall die Diagnose eines Arztes stehen!

**Prof. Dr. Alexander Meng**

*Facharzt f. Neurologie und Psychiatrie*

*ehem. Leiter der Akupunktur-Schmerz-TCM Ambulanz im Krankenhaus Lainz, Wien*

*Vizepräsident der Österreichischen Gesellschaft für Akupunktur*

*Leiter des Österreichischen Arbeitskreises für Tuina*

*Landesvorsitzender Wien des Österreichischen Kneippbundes*

Frauenfelderstraße 8
A-1170 Wien

Tel.: +43 (0)1 / 486 12 77
Fax: +43 (0)1 / 480 39 29

E-Mail: alexander@meng.at
Internet: www.meng.at

# Einleitung

## Grundlagen der Traditionellen Chinesischen Medizin (TCM)

Chinas Kultur brachte auf dem Gebiet der Medizin reiche Erfahrungen, deren Bedeutung heute von aller Welt in zunehmendem Maße anerkannt wird. Der Arzt im alten China wurde von seinen Gunstherren so lange gut bezahlt, wie die ihm Anvertrauten gesund blieben. Die erfolgreiche Behandlung von Kranken im Frühstadium ist genauso wichtig wie die Gesundenberatung zu den Themen: Essen, Trinken, Schlafen, Wohnen (nach Fengshui), körperliche Bewegung (Taijiquan), Sexualität, Ehe und Psyche.

> »Das Teuerste auf der Erde ist das Leben.«
>
> Laozi (Laotse), lebte etwa 500 v. Chr.

Das Gesundheitsbewusstsein im Westen beginnt etwa zwischen dem 40. und 50. Lebensjahr, mit der ersten ernsthaften Erkrankung bzw. mit der Pensionierung. Wir altern aber von Geburt an. In China beginnt daher die Gesundheitspflege mit der Geburt.

Der Mensch hat theoretisch eine Lebenserwartung von maximal 120 Jahren. Alt sein bedeutet aber nicht unbedingt krank sein. Biologisch gesehen ist das Altern eine natürliche Abnutzungserscheinung.
Am Alterungsprozess sind viele Faktoren beteiligt: Neben den Genen (in der TCM etwa das Organsystem Niere) ist der Lebensstil entscheidend dafür, mit welcher Geschwindigkeit ein Mensch seinen Lebenszyklus durchlebt.

## Worin unterscheidet sich die chinesische von der westlichen Medizin?

In Bezug auf die technischen Fortschritte (Operationstechniken, Medikamente oder beispielsweise Chemotherapie) eigentlich gar nicht. Darüber hinaus betrachten die Chinesen den Menschen jedoch wesentlich deutlicher im Ganzen, als dies bei uns der Fall ist. In China hat man den Zusammenhang zwischen geistigem und körperlichem Wohlbefinden schon vor Jahrtausenden erkannt. Die Lehre der Akupunktur ist Ausdruck davon. Die Philosophie von den Körperströmen Yin und Yang, die miteinander im Gleichklang stehen, zeigt dies deutlich.

Wer von chinesischer Medizin hört, denkt in erster Linie an Akupunktur, die auch die Basis manch anderer Heilmethoden darstellt: Bei der chinesischen Massage wird beispielsweise der Finger als Nadel eingesetzt. In diesem Fall kann man die gleichen Punkte, das gleiche Programm wie bei einer Nadelakupunktur verwenden.

## Tuinatherapie: die Spezialmassage in der chinesischen Medizin

Die Finger ersetzen bei dieser Behandlung die Stahlnadel. Die Hand, Ellbogen, Unterarm etc. werden auch eingesetzt, um bestimmte Meridian-Zonen und Muskelgruppen zu massieren. Wir sprechen nicht gerne von Finger-

Akupunktur, sondern von Tuina-Massage. *Tui* bedeutet »schieben«, *Na* »greifen«. Tuina wird in erster Linie als Heilmassage des Bewegungsapparates verwendet. Anmo ist die Bezeichnung der TCM für gesundheitsfördernde Massage. *An* bedeutet »drücken«, *Mo* »streichen«. Der Massage kommt auch heute noch ein sehr hoher Stellenwert zu.
Die Tuina-Therapie ist für Ärzte und alle Therapeuten als eine komplementäre Therapie konzipiert. Akupressur ist die Bezeichnung für eine Laien-Massage zur Selbstbehandlung.

In diesem Buch wird vor allem auf Techniken Bezug genommen, die von Laien mit zufrieden stellendem Erfolg angewandt werden können. Das große Gebiet der chinesischen Massage bietet hier eine Vielzahl von Möglichkeiten.

## »Ein Fingerdruck – und der Schmerz ist weg«

Ganz so einfach funktioniert Akupressur natürlich nicht. Aber sachkundig angewendet, kann mit dieser besonderen Massagetechnik zahlreichen Schmerzzuständen erfolgreich der Kampf angesagt werden. Wichtig ist die genaue Kenntnis der entsprechenden Punkte. Auch von der Druckintensität hängt die Wirkung ab. Entscheidend ist jedoch die richtige Einstellung zu dieser Behandlungsmethode.

Zahlreiche Tipps in diesem Buch betreffen Alltagsleiden wie Kopfschmerz, rheumatische Beschwerden, Schlaflosigkeit, Magenbeschwerden, Verstopfung etc. Die Chinesen haben für diese und viele andere Leiden Maßnahmen parat, die rasch und ohne schädliche Nebenwirkungen Abhilfe schaffen. Voraussetzung ist die Konsequenz des Patienten, der die Ratschläge auch genauso wie empfohlen befolgen muss. Bei Zahnschmerzen eignet sich die chinesische Massage beispielsweise hervorragend als Überbrückungshilfe bis zum Arztbesuch. Auch bei Magenbeschwerden kann man die Massage sehr wirkungsvoll einsetzen.
Zu den großen Problemen unserer »wohlstandsverseuchten« Gesellschaft zählen Nikotinmissbrauch und Übergewicht. Beide sind Risikofaktoren für Bluthochdruck, der wiederum Herzinfarkt, irreparable Nierenschäden sowie schwere Durchblutungsstörungen zur Folge haben kann; von Lungenkrebs ganz zu schweigen. Wer den Vorsatz fasst, das Rauchen aufzugeben und beim Essen Maß zu halten, der sollte einfache chinesische Methoden anwenden, die ihn bei seinem Vorhaben wirkungsvoll unterstützen.

Augenfehler bedürfen natürlich grundsätzlich einer fachärztlichen Beurteilung. Sehschwäche kann jedoch wegtrainiert werden! Die Chinesen bedienen sich seit jeher einer speziellen Augenmassage, die täglich durchgeführt werden sollte. Das Sehvermögen wird durch simple Übungen oft so sehr verbessert, dass der Patient sogar auf eine Brille verzichten kann. Schließlich gehören auch noch Kreislaufstörungen, Kreuzschmerzen, zu niedriger Blutdruck sowie Schlaflosigkeit und Ausgebranntsein zu den Anwendungsgebieten der chinesischen Heilmassage.

# Chinesische Medizin richtig verstehen

## Das Meridiansystem

Das Meridiansystem wird im Chinesischen als *Jing Luo* bezeichnet. Das Wort *Jing* heißt sinngemäß »Wege im Körper«, *Luo* bedeutet »Netz« (das den Körper sozusagen umgibt). Diese enge Verbindung von Wegen und Netzen garantiert eine fortlaufende Zirkulation der Energie im menschlichen Körper.

Den Mittelpunkt des Meridiansystems bilden die Eingeweide (Hohl- oder Füllorgane). Die Kanäle verteilen sich im ganzen Körper, verbinden also nicht nur die Oberfläche mit der Tiefe, sondern auch den unteren mit dem oberen Körperteil. Der Körper wird dadurch zur Funktionseinheit. Weitere Aufgaben des Systems sind: Herstellen der Verbindung zwischen Körper und seiner Umwelt, es dient als Informations- und Abwehrsystem. Jeder Meridian ist einem bestimmten Organsystem zugeordnet, steht mit ihm in einer Reflexbeziehung. Jede krankhafte Änderung im Organ verursacht auch eine Befundänderung der Haut im selben Segment.

Umgekehrt verursacht eine intensive Reizung der Körperoberfläche auch eine Funktionsänderung im Organ desselben Segments – die Reflexbeziehung beschreibt das Modell des Meridiansystems.

Für die Behandlung mit Nadeln wählt man Punkte entlang der betreffenden Meridiane. Diese Punkte unterscheiden sich von ihrer Umgebung meist schon dadurch, dass sie verstärkt druck- bzw. schmerzempfindlich sind. Entzündete oder vernarbte Stellen werden bei der Behandlung gemieden. Innerhalb des Punktsystems unterscheidet man zwischen Nah- und Fernpunkten. Nahpunkte liegen direkt im erkrankten Gebiet. Sie werden am häufigsten verwendet. Akupunkteure nehmen aber immer noch einige Fernpunkte dazu, deren Meridiane zwar das erkrankte Gebiet durchlaufen, aber weit davon entfernt liegen.

**Meridian I** ist der Lunge zugeordnet. Über diesen Meridian lassen sich mit Akupunktur Husten, Asthma, Brustschmerzen, Cervicalsyndrom, Atemnot, Halsschmerzen, Schmerzen im Bereich des Ellbogens, Kopfweh im Scheitelbereich, Rückenschmerzen und auch Störungen im Bereich der Gesichtsnerven *(nervus facialis)* beeinflussen. Professor Dr. Bischko verwendete 1972 den Punkt Lunge 11, der zwei Millimeter vom inneren Nagelfalzwinkel des Daumens entfernt liegt. Eine

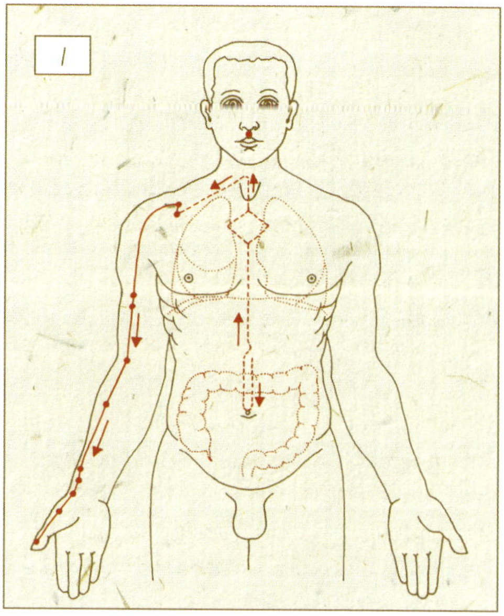

Patientin, die sich einer Mandeloperation unterzog, sollte schmerzunempfindlich gemacht werden. Es war dies der erste Fall in der Geschichte der westlichen Medizin, dass für einen operativen Eingriff die Akupunktur als lokales Betäubungsmittel verwendet wurde. Das Experiment funktionierte klaglos. Durch diese Art der lokalen Narkose wird nicht nur der Kreislauf des Patienten geschont, das Operationsgebiet blutet auch weniger, was die Arbeit des Chirurgen erleichtert.

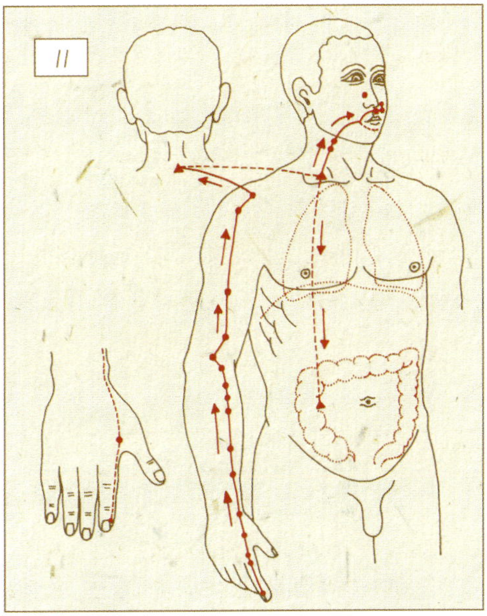


**Meridian II** betrifft den Dickdarmbereich. Auf diesem Meridian liegt etwa der so genannte Meisterpunkt gegen Zahnschmerzen. Sie finden ihn zwei Millimeter seitlich und oberhalb des dem Daumen zugekehrten Nagelfalzwinkels des Zeigefingers.
Weitere Punkte auf diesem Meridian werden gereizt, um Schmerzzustände zu lindern: Migräne, Trigeminusneuralgie, Gelenkbeschwerden der oberen Extremitäten, Cervicalsyndrom, Verstopfung, Menstruationsstörungen, Durchfälle, Tennisarm, Rachen- und Kehlkopfschmerzen, Bluthochdruck, Schilddrüsenüberfunktion, Fiebersenkung, behinderte Nasenatmung.

Sie erkennen schon aus der Art der beschriebenen Leiden, dass in vielen Fällen vor einer Selbstbehandlung gewarnt werden muss.

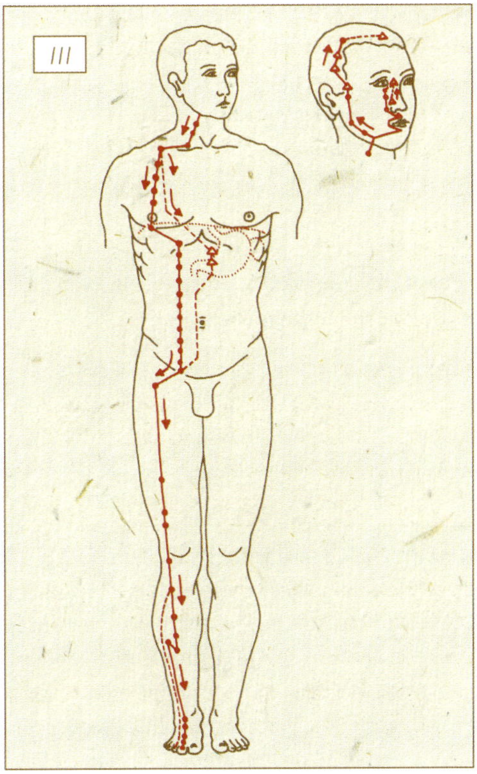


**Meridian III** betrifft den Magen. Indikationen sind Kopfschmerzen, Augenschmerzen, Vorbereitung für eine Behandlung des Cervicalsyndroms, Magen- und Darmbeschwerden (Gastritis, Verstopfung, Durchfall, Blähungen usw.), Schmerzen und Schwäche im Bereich der unteren Extremitäten, Bluthochdruck, Kräftigung bei körperlicher und seelischer Erschöpfung (psychisch ausgleichende Wirkung), Schulterschmerzen, Schwindelgefühl, Zahnschmerz.

Über den **IV. Meridian** (Milz-Pankreas) können folgende Krankheiten wirkungsvoll beeinflusst werden: Blähungen, Menstruationsstörungen, Schlaflosigkeit, Magenschmerzen, Verstopfung, Übelkeit, Erbrechen, Durchfall, Bindegewebsschwäche, Appetitlosigkeit, hormonell bedingte Migräne, Knieschmerzen.

Der **Meridian V** ist dem Herzen zugeordnet. Werden Punkte auf dieser Linie behandelt, so erreicht man Wirkungen gegen Schmerzen im Arm, Beschwerden im Bereich des Schultergelenks, Tennis-Ellbogen, Herzklopfen

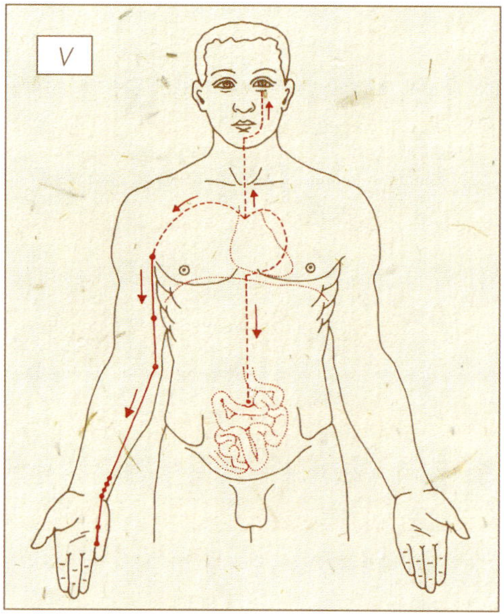


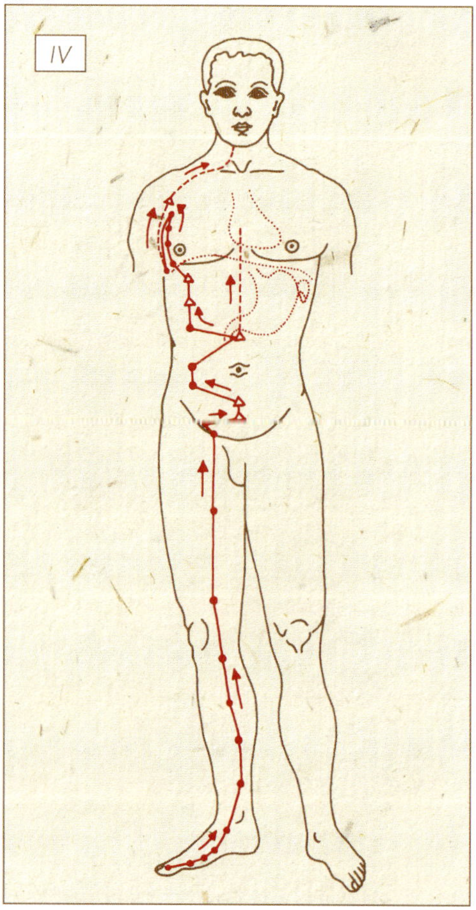


(muss natürlich vorher gewissenhaft internistisch abgeklärt werden!), Schlaflosigkeit, allgemeine Unruhe, Überreizung. Drückt der Arzt den Punkt Herz 9 am dem Daumen zugekehrten Nagelwinkel des kleinen Fingers, zwei Millimeter seitlich und oberhalb davon gelegen, so kann er bei Kollapszuständen die Herztätigkeit des Patienten beschleunigen.

**Meridian VI** ist der Dünndarmmeridian. Anwendungsbereiche sind Kopfschmerzen, Augenkrankheiten, steifer Nacken, Hexenschuss, nächtliches Schwitzen, Verstopfung, Beschwerden im Bereich des Schultergürtels, Schmerzen in den Schulterblättern.

Der **Meridian VII** der Blase betrifft Erkrankungen im Bereich der Stirnhöhle, der Augen, Nackensteifheit, Kehlkopf- und Rachenbeschwerden, Husten (Bronchitis), Störungen nach Aufregungen, Kreislaufstörungen, Fehlsteuerung des unbewussten Nervensystems, Schlaflosigkeit, Lampenfieber (Prüfungsangst), Urticaria, Lebererkrankungen,

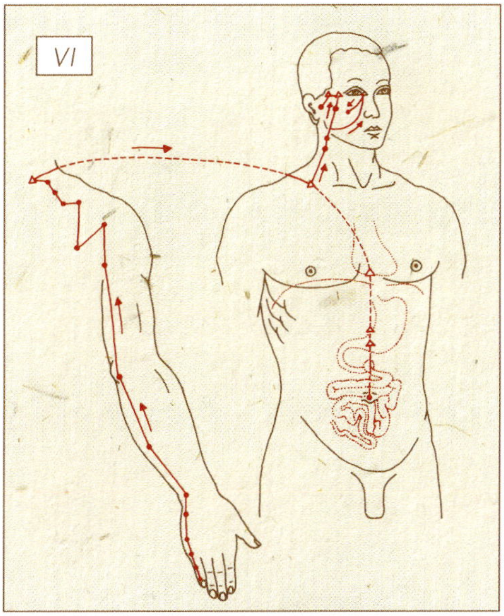


Muskelschwäche, Muskelkrämpfe, Gastritis, Zwölffingerdarmgeschwüre, Potenzstörungen, Schmerzzustände der Wirbelsäule und der Gelenke allgemein, Verstopfung, Durchfall, Harnverhaltung, Blasenentzündung, Ischialgie, Schmerzen im Bereich der unteren Extremitäten.

Der Punkt Blase 31 (im ersten Sakralloch) wird auch als »Meisterpunkt des Klimakteriums« bezeichnet, weil seine Stimulierung die Hormonausschüttung und somit auch die Beschwerden der Frau in den Wechseljahren günstig beeinflusst. Weitere Indikationen: chronische Hautkrankheiten, Juckreiz, Haarausfall, Schwellungen im Bereich des Sprunggelenkes.

**Meridian VIII** ist der Niere zugeordnet. Er betrifft Kopfschmerzen im Scheitelbereich, Kollaps, Sonnenstich, Hitzschlag, mangelnde Konzentration, Gedächtnisschwäche, allgemeine Müdigkeit, Nierenbeschwerden, Zahnschmerz, nächtliches Schwitzen.

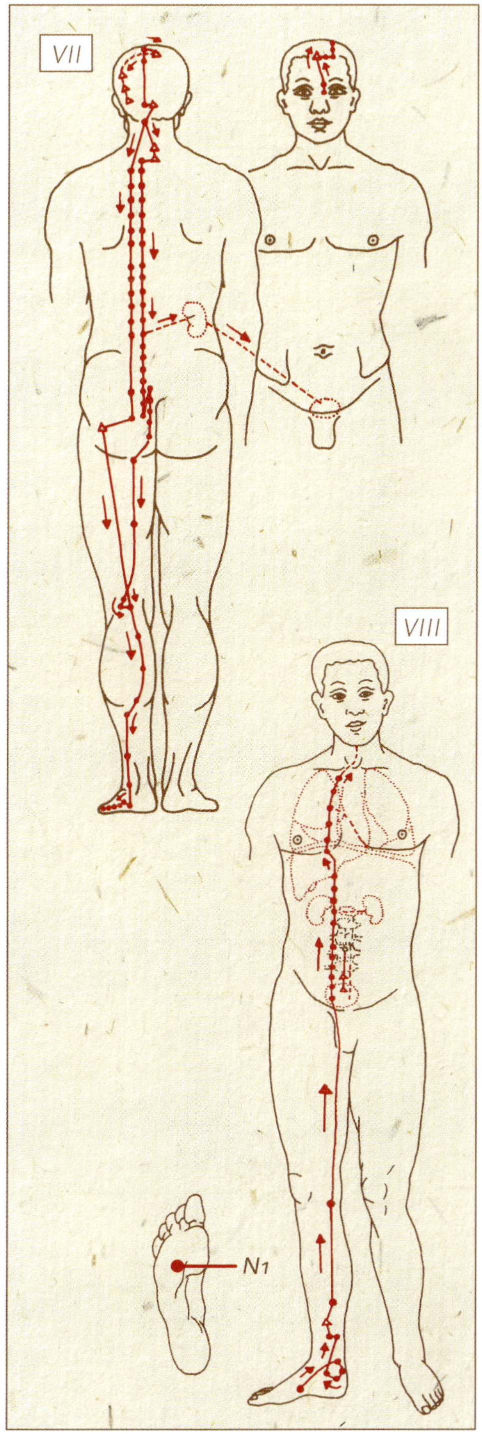

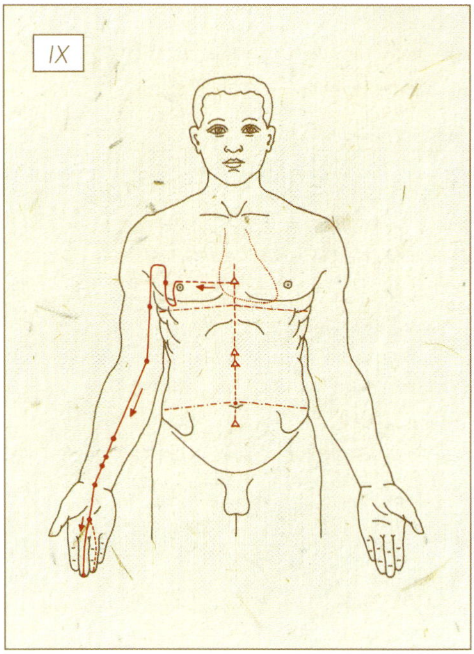


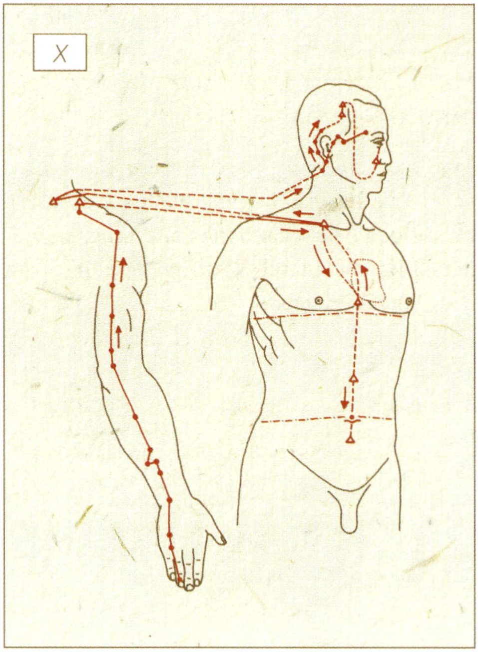


Der **IX. Meridian** betrifft Kreislauf und Sexualität. Durch diesen Meridian beeinflussen Akupunkteure folgende Erscheinungen: Schmerzen im Bereich des Ellbogens, in den Armen sowie im Schultergürtel, Herzklopfen, Erbrechen, Magenschmerzen, Schlaflosigkeit, Kollaps. Schließlich hat seine Stimulierung auch Einfluss auf die Hormonausschüttung im Zusammenhang mit der Sexualsphäre.

Den **X. Meridian** nennen die Chinesen »Meridian des dreifachen Erwärmers«. Indikationen: Schmerzen im Bereich der oberen Extremitäten, rheumatische Prozesse in der Gegend der Halswirbelsäule, Kopfschmerzen, Augenkrankheiten, Schluckauf.

Der **Meridian XI** ist der Gallenblase zugeordnet. Anwendungsgebiete sind Kopfschmerzen, Augenkrankheiten, Schwindel, Gallenkoliken, Entzündung der Nasenschleimhaut, Fiebersenkung bei Grippe, Bluthochdruck, Wetterfühligkeit, Schmerzen im Bereich der Nieren und der Lenden, der Wirbelsäule sowie der Beine. Der Punkt Galle 34 wird auch als »Meisterpunkt der Muskulatur« bezeichnet. Er liegt vor und unterhalb des Wadenbeinköpfchens und wird bei allen Beschwerden der Muskulatur und des Sehnenapparates gereizt. Gefördert wird dadurch die Durchblutung der unteren Extremitäten.

Schließlich folgt noch der **XII. und letzte Meridian:** Er betrifft die Leber. Indikationen: Nachtschweiß, Kopfschmerz, Ohnmacht, Bluthochdruck, Menstruationsstörungen, Harnverhaltung, Knieschmerzen.

Bei der Akupunkturbehandlung gehen die Chinesen davon aus, dass in diesem umfangreichen System von Kanälen ein Knoten entstanden ist; dieser bringt den Energiefluss zum Stillstand und ruft dadurch eine Krankheit hervor.

An jedem der über 350 Akupunkturpunkte kann der Energiestrom verändert werden. Mit Hilfe feiner Nadeln reizt der Arzt nach der Diagnose entsprechende Punkte.

Das bewirkt eine Lösung des Staus, die natürliche Energie beginnt wieder zu fließen. Denselben Effekt kann man allerdings in vielen Fällen auch durch Reizung der Punkte mit dem Finger erzielen.
Betreffen die Beschwerden den Bewegungsapparat, so erfolgt die Behandlung über den betroffenen Meridian oder einen seiner Partner.
Handelt es sich um eine innere Erkrankung wird die Behandlung über den zum erkrankten Organ gehörigen Meridian oder einen seiner Partner durchgeführt.

**Die Gründe für diese Zirkulationsstörungen können sein:**

- Verletzung, Blutstau, Gewebeschwellung, Schmerzen
- Krankmachende Faktoren (z. B. Zugluft, Kälte, Feuchtigkeit etc.) dringen in die Meridiane ein und behindern die Zirkulation
- Innere Leiden, gestaute Emotionen werden auf die Körperoberfläche projiziert (Psychosomatose)
- Mangel an Vitalenergie Qi oder Xue-Blut (siehe Seite 27)

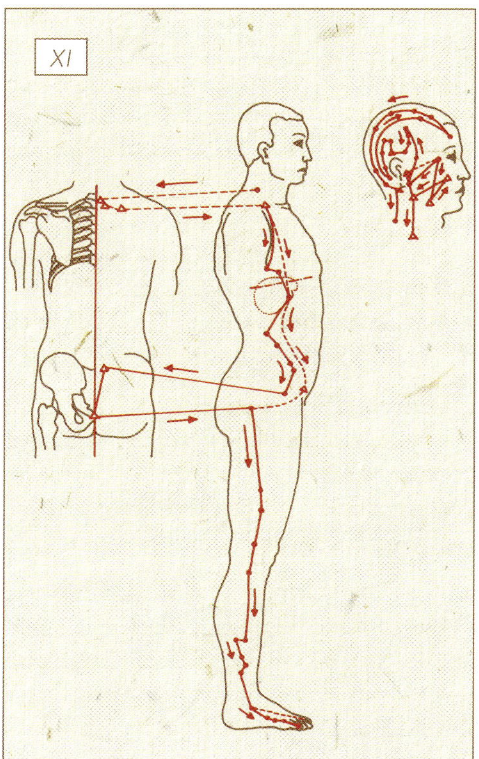


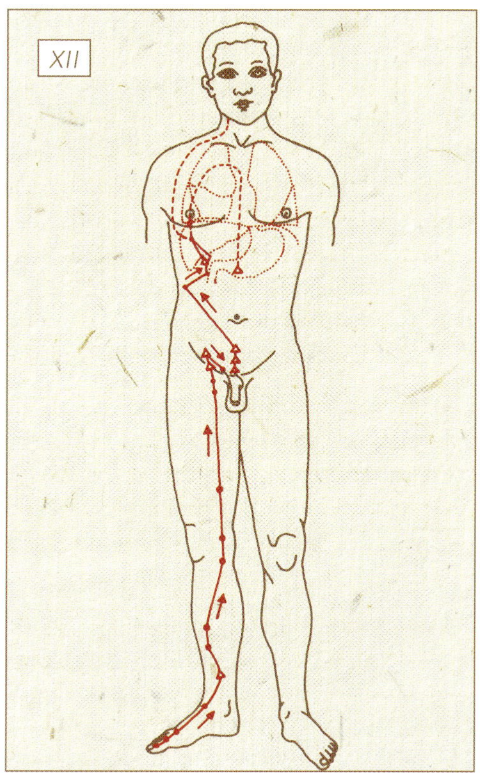

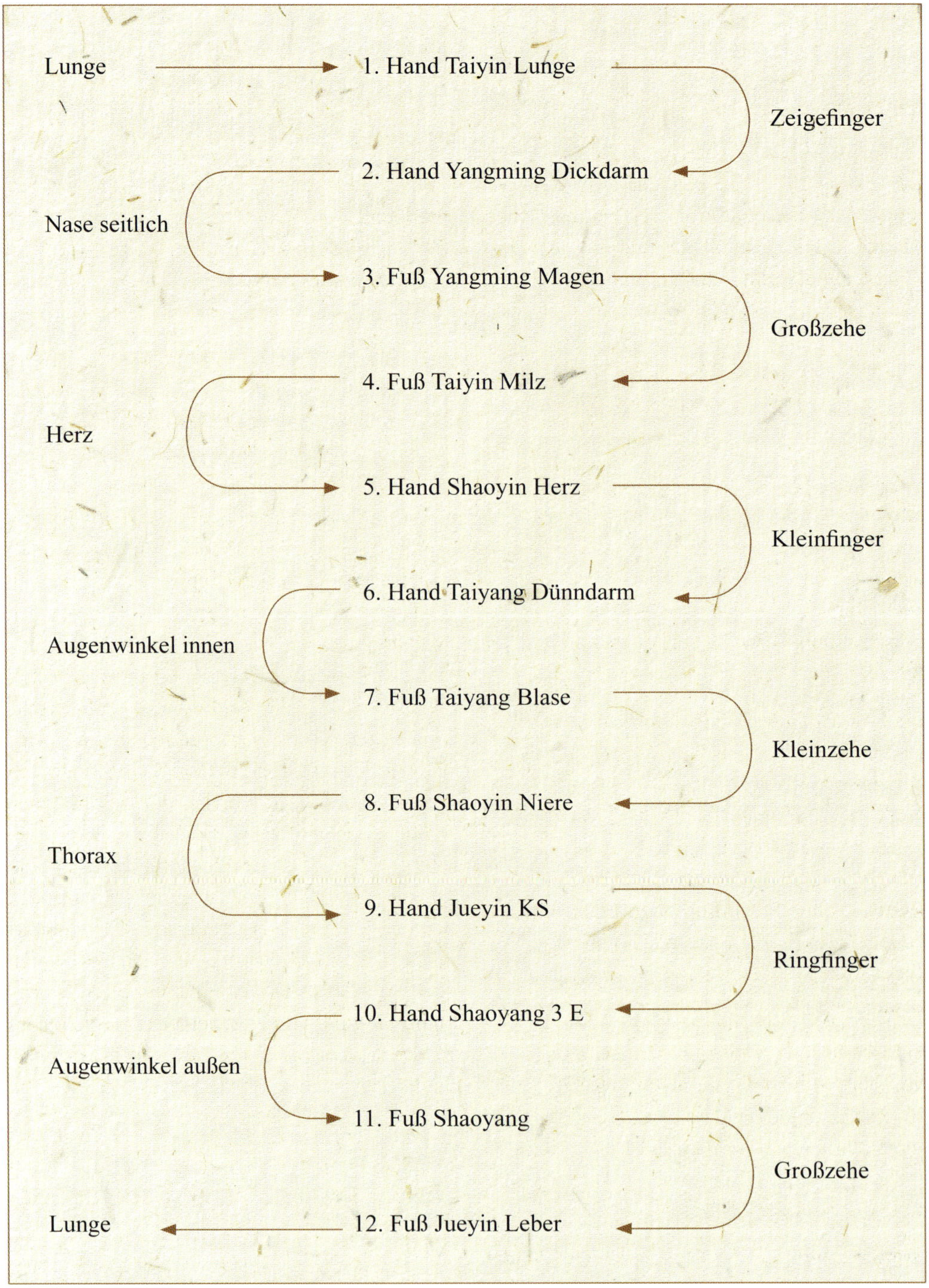


*Qi/Xue-Zirkulation und die Übergänge der 12 Meridiane, ähnlich einem geschlossenen Blutkreislauf.*

# Traditionelle chinesische Massage

Die chinesische Massage ist eine Behandlungsform der traditionellen chinesischen Medizin. Die Grundlage und die Anwendungsbereiche sind der Akupunktur gleich, nur anstelle der Nadel wird hier die Hand eingesetzt, um an bestimmten Punkten des Körpers einen heilenden und regulierenden Reiz zu setzen, um einen Regulationsvorgang im Körper in Schwung zu bringen.

Wenn die Massage zur Therapie (Behandlung von Kranken) angewendet wird, dann ist unbedingt die Verordnung eines Arztes notwendig. Sonst wird die chinesische Massage auch für Gesundheitspflege bei gesunden Personen angewendet, um einer eventuellen Störung vorzubeugen.

Eine Mitarbeit des Patienten ist nach der Philosophie der chinesischen Gesundheitslehre unbedingt erforderlich. Mit Mitarbeit ist nicht nur die Einhaltung von Behandlungsterminen gemeint, sondern auch die Befolgung von Empfehlungen des behandelnden Arztes. Sehr oft kommt es zu einer allmählichen Neuorientierung der Ernährung, des Tagesablaufes, der geistigen Einstellung zur Gesundheit etc.

Eine chinesische Massage dauert ca. 20–30 Minuten. In der Regel ist eine Serie von 10–12 Sitzungen erforderlich, meist 1–2 Sitzungen pro Woche. Ob eine Kombination mit anderen Heilverfahren noch angezeigt ist, muss der Arzt entscheiden.

Grundsätzlich hat die Massage uralte Tradition. Sie wurde zur Linderung und Beruhigung von Schmerzen verwendet. Der Begriff stammt aus dem Griechischen: *massein* und bedeutet »kneten«. Heute ist das »Muskelkneten« eine Behandlungsform, die auf den Erkenntnissen der modernen Neurophysiologie beruht.

Massage wird in erster Linie lokal angewendet, im Sinne einer Reflextherapie. Dazu zählen auch die Bindegewebsmassage sowie die immer populärer werdende Reflexzonenmassage der Füße. Schmerzzustände aller Art, Störungen im Bereich des Bewegungsapparates (besonders Wirbelsäule und Gelenke), aber auch die große Gruppe der vegetativen Leiden (basierend auf einer Fehlsteuerung des unbewussten Nervensystems) lassen sich mit Massage behandeln. Bei letztgenannter Gruppe wird die traditionelle chinesische Massage besonders erfolgreich angewendet. Ihre Anwendung empfiehlt sich im besonderen Maße bei sensiblen und nadelempfindlichen Patienten sowie bei alten Menschen und Kindern. Besonders die Physiotherapeuten sind positiv überrascht, um wie viel leichter nach einer solchen Vorbereitung mit Druckpunktmassage die Heilgymnastik erfolgen kann. Für viele Physiotherapeuten ist diese Vorbehandlung mit chinesischer Massage zu einem Grundbestandteil ihrer Tätigkeit mit Schlaganfallpatienten geworden.

Die Massage, die für die Behandlung von Krankheiten in China eingesetzt wird, heißt Tuina oder Anmo. Weitere Bezeichnungen für die chinesische Massage sind: Meridian-Massage, Punktmassage, Akupunkt-Massage, Tsubo, Shiatsu, Reflexzonen-Massage des Fußes etc.

## Akupressur

Die genaue Kenntnis der Massagetechnik und der Regeln sowie die Beherrschung der Anatomie, Physiologie, Pathophysiologie und Theorie der TCM (Meridianlehre, Organlehre, Modalitäten, Grundgriffe, Reizdosierung, Behandlungsplanung etc.) bilden die Basis für eine erfolgreiche Akupressur. Wenn der Laie eine Selbstmassage (Akupressur) macht, so nur unter fachkundiger Anleitung eines in chinesischer Massage ausgebildeten Arztes oder Masseurs. Diese kennen die Griffe und das Programm und werden außerdem den Laien darauf aufmerksam machen, dass er sich nur bei einer vom Arzt gestellten Diagnose selbst massieren darf.
Da die Akupressur eine Form der chinesischen Heilmethode ist, basiert sie auf der gleichen Grundlage wie die Akupunktur. Durch Massieren und Drücken (Pressur) an bestimmten altbewährten Körperzonen (Akupunkturpunkte werden auch als Radarstellen des Körpers bezeichnet) und Körperabschnitten (Meridiane, die ähnlich einem Bewässerungskanalsystem die Aufgaben uns bekannter Systeme – Blutgefäße, Lymphbahnen, Nerven, kinetische Kette der Muskulatur – inkludieren) wird das gestörte Gleichgewicht zwischen Yin und Yang (z. B. Sympathikus/Parasympathikus, Einatmung/Ausatmung, männliches Prinzip/weibliches Prinzip etc.) wieder hergestellt.

### Formen der Akupressur

**1. Akupressur als Mittel zur Stärkung und Prophylaxe.** Hier kennen wir seit Jahrtausenden bewährte Programme aus China.

**2. Akupressur als Selbsthilfe.** Ein deutscher Arzt schrieb einmal: »Niemand kann die Sorge um Leib und Leben für die Dauer an andere delegieren. Auch die tüchtigsten Ärzte sind immer nur Helfer des Kranken. Je nach Art und Schwere der Erkrankung wechselt der Anteil, den der Arzt zur Linderung oder Heilung beitragen kann.« Zur Selbstbehandlung schrieb er: »Verantwortungsbewusste Selbstbehandlung kann nicht bedeuten, dass man eine Do-it-yourself-Medizin betreibt. Die eigene Anstrengung, einen krankhaften Zustand des Organismus zu heilen, muss sich jeweils an den medizinischen Kenntnissen orientieren.«

**3. Die Akupressur durch einen Fachmann.** Der Österreichische Arbeitskreis für traditionelle chinesische Massage (Leiter Dr. Alexander Meng) bildet seit Jahrzehnten Ärzte, Heilbademeister und diplomierte Masseure in chinesischer Massage und Akupressur aus. Hier kann der Laie Information und passive Akupressur erhalten. Für chronische Leiden sind etwa 10 bis 12 Sitzungen erforderlich. Dies ist selbstverständlich nur nach einer erfolgten ärztlichen Untersuchung möglich.

Die Chinesen gehen von folgender Vorstellung aus: Haut und Muskulatur sind wie Mauern des Körpers gegen äußere Einflüsse (gegen Kälte, Wärme, Feuchtigkeit usw.). Die Haut ist die erste Mauer.

Durch Massage erreicht man eine bessere Durchblutung der Haut bzw. des Muskels und des Bindegewebes. Das bedeutet auch nach den Prinzipien der westlichen Medizin eine Steigerung der Abwehrkräfte. Ein gut durchbluteter Organismus ist erwiesenermaßen widerstandsfähiger.

Nach chinesischer Philosophie bilden die Gelenke »Schranken«. Sie sind als Kontrollstellen für die Zirkulation der Energie und des Blutes im Meridiansystem zu sehen. Liegt im Bereich eines Meridiankreislaufes eine

Blockade vor, so entsteht lokaler Schmerz. Kälte und Feuchtigkeit können neben anderen Ursachen Auslöser derartiger Blockaden sein.

Deshalb sind die Gelenke und deren Umgebung (Gelenke werden ja durch Muskeln, Sehnen, Gelenkkapsel und Haut besonders geschützt) in der chinesischen Massage wichtige Stellen, um Störungen vorzubeugen. Die Massage regt den Meridiankreislauf an und beseitigt auf diese Weise oft rasch eine Blockade. Mit anderen Worten: Das in der chinesischen Medizin so entscheidende »Gleichgewicht« ist dann wieder hergestellt.

Auf Vorbeugung wurde in China übrigens schon immer großer Wert gelegt. Das beweist die Geschichte. In früheren Zeiten bezahlten die Chinesen ihre Ärzte so lange, bis jemand aus der Familie erkrankte. Dies wurde dann als Versagen des Arztes gewertet und die Geldquelle des Mediziners versiegte.

Es ist daher kein Wunder, dass sich die chinesischen Ärzte besonders bemühten, Krankheiten schon im Ansatz zu verhindern. In der Kunst der Vorbeugung entwickelten sie so großes Können, dass heute, Jahrtausende später, Kollegen in aller Welt von den damals erarbeiteten Grundlagen profitieren.

Auch die Jahreszeit spielte im Vorbeugungssystem eine entscheidende Rolle. Dem Herbst ordnete man Husten, Atemwegserkrankungen und Verkühlungen zu, dem Winter Gelenk- und Knochenleiden, dem Frühjahr Leberleiden und Stimmungsschwankungen (Depressionen) und schließlich dem Sommer Erkrankungen im Bereich des Magens und des Darmes. Nach diesem System wurde der Körper gezielt gestärkt.

Eine Fülle aktiver Maßnahmen zur Kräftigung der Abwehrsituation gab es damals und gibt es natürlich auch noch heute. Zum Beispiel betrieben die Chinesen einige Wochen vor der »Saison« Schnupfenmassage und linderten auf diese Weise die unangenehmen Symptome von Erkältungskrankheiten.

## Die Reaktionen sind ähnlich denen der klassischen Massage

Die lokale Wirkung der Massage auf die Durchblutung und auf die Muskulatur wird schon während der Massage vom Patienten als deutlich angenehm empfunden: warme Hände, Füße, Lockerung der Verspannungen an Kopf, Rücken und Nacken etc.

Die allgemeine Wirkung und Fernwirkung der Massage wird unmittelbar nachher (Minuten bis Stunden) oder erst nach Tagen wahrgenommen: ruhigerer Schlaf, positive Auswirkungen auf Konzentration, Verdauung, Kreislauf, Blutdruck, Atmung, Sexualfunktion etc.

Nachdem die chinesische Massage in erster Linie eine Heilmassage, d. h. gezielte, individuelle Behandlung ist, erwarten wir auch eine direkte Besserung der Störungen. Daher sehen wir hier Reaktionen, wie wir sie auch von der Akupunktur kennen.

Die Reaktionen treten meist innerhalb der ersten 5–6 Behandlungen auf, d. h. eine Besserung der Beschwerden ist genauso möglich wie auch eine Erstverschlechterung.
Die Erstverschlechterung dauert aber meist nur einige Stunden bis max. 2 Tage an, dann klingt die Verschlimmerung der Beschwerden ab und entweder der ursprüngliche Zustand oder, was häufig ist, ein deutlich besserer Zustand stellt sich ein. Der Therapeut muss den Patienten auf diese mögliche vorübergehende »negative Reaktion« aufmerksam machen.

# Die Selbstanwendung der chinesischen Massage

**Beachten Sie bitte folgende Punkte:**

1. Mit Ausnahme des Zwickens und Knetens Griffe zart und leicht anwenden.
2. Während des Massierens sollte kein Schmerz verspürt werden, wohl aber an mehreren Stellen ein gewisses Druckgefühl.
3. Das Zimmer soll so gut geheizt sein, dass sich der Patient wohlfühlt. Das wird bei einer Raumtemperatur von etwa 24 Grad Celsius der Fall sein.
4. Man soll sich auf einem Sessel sitzend massieren.
5. Tragen Sie bei der Selbstbehandlung keine einengende Unterwäsche – die Kleidung muss bequem sein.
6. Der günstigste Zeitpunkt für die Massage ist in der Früh, gleich nach dem Aufstehen, oder nach einem Bad.
7. Kräuteröle können zusätzlich als Massageöl verwendet werden.

Massageverbot besteht bei entzündlichen Prozessen, bei Herdinfektionen, bei Erkrankungen des Gefäßsystems (z. B. Krampfadern oder Thrombosen) und bei frischen Verletzungen.

Was darf der Patient von dieser Methode erwarten? Wer noch gesund ist, erreicht durch Selbstmassage bestimmter Stellen eine Stärkung der Abwehrkraft. Er ist in der Folge nicht mehr so krankheitsanfällig.

Bei chronischen Beschwerden, denen die moderne Medizin (aus Zeitmangel?) vielfach eher hilflos gegenübersteht, – wie etwa Erkrankungen des Bewegungsapparates, Wetterfühligkeit, allgemeine Schwäche, Schlaflosigkeit usw. – verhindert die chinesische Massage zumindest eine Verschlechterung; sie kann aber in vielen Fällen auch eine Verbesserung erreichen. Grundvoraussetzung dafür ist allerdings die regelmäßige Anwendung.

Nach Rücksprache mit dem behandelnden Arzt kann die Massage jede andere Behandlungsform wirkungsvoll unterstützen. Bei akutem Krankheitsverlauf darf sich der Patient auf keinen Fall selbst behandeln! Das nun folgende Programm basiert auf traditioneller chinesischer Gesundheitspflege.

Die schriftliche Überlieferung kann man bis zur Sui-Dynastie (581 bis 618) zurückverfolgen. Der – damals – berühmte Arzt Chao-Yuanfang hat die Bedeutung der Selbstmassage in einem Buch zusammengefasst.

## Die Reizdosierung

***Deqi:*** *De* bedeutet ankommen, bekommen, erreichen; *Qi* meint die Vitalenergie, die Funktion, die Information durch den Reiz. Das Gefühl der Wärme, des Kribbelns, des

Muskelkaters, der Schwere, welches sich wie der Meridianverlauf ausbreitet, bezeichnen wir als das *Deqi*-Gefühl. Es ist eine Maßeinheit für die Reizdosierung in der TCM.

Bei der Massage unterscheiden wir zwischen 3 Dosierungsformen.

**1. Tonisierung, *Bufa* (»dazugebend«):** Hier verspürt der Patient gerade das Auftreten von *Deqi*. Bei chronisch kranken, sehr sensiblen und geschwächten Patienten verwenden wir das *Bufa*. Es sind meist zarte und oberflächliche Griffe.

**2. Sedierung, *Xiefa* (»wegnehmend«):** Das *Deqi*-Gefühl ist stark, aber gerade noch tolerierbar. Wir verwenden diese Dosierung meist bei jüngeren, kräftigen und akut erkrankten Patienten. Sehr oft sind es Fernpunkte, an welchen der Massagereiz so dosiert wird.

**3. Neutral, *Zhongefa* »harmonisierend«):** Das *Deqi*-Gefühl liegt zwischen *Bufa* und *Xiefa*. Diese Reizdosierung wird in der Praxis am häufigsten verwendet.

## Die sechs Grundgriffe

Für die vorbeugende Selbstmassage benötigen wir sechs Grundgriffe: *An* (drücken), *Mo* (streichen), *Tui* (schieben), *Na* (zwicken bzw. kneten), *Rou* (reiben bzw. friktieren) und *Yao* (kreisen, passive Bewegungen).

**An (drücken):** Der Patient drückt entweder mit der Fingerbeere oder mit dem Nagel. Die Abbildungen 1 bis 4 zeigen verschiedene Möglichkeiten des Drückens. Auf die Kopfhaut wird beispielsweise mit den Fingernägeln gedrückt.

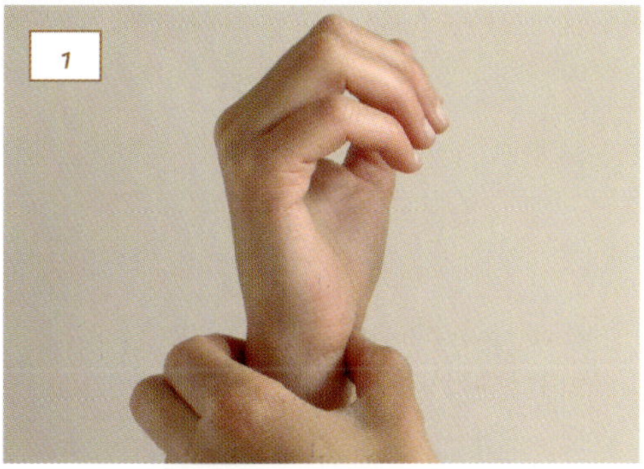


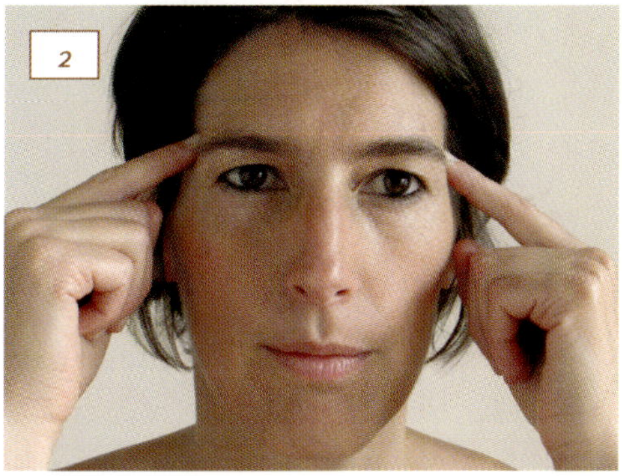


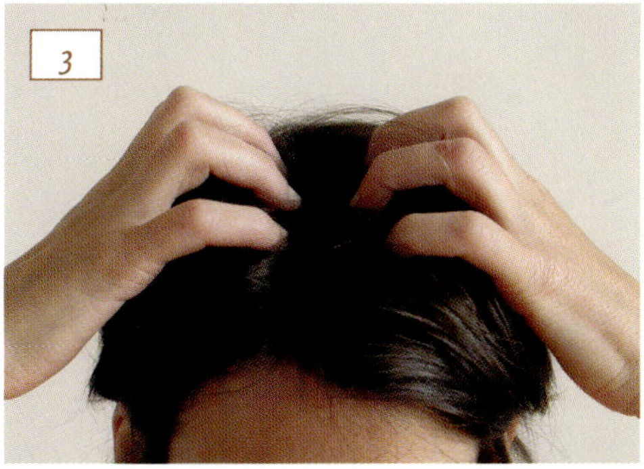


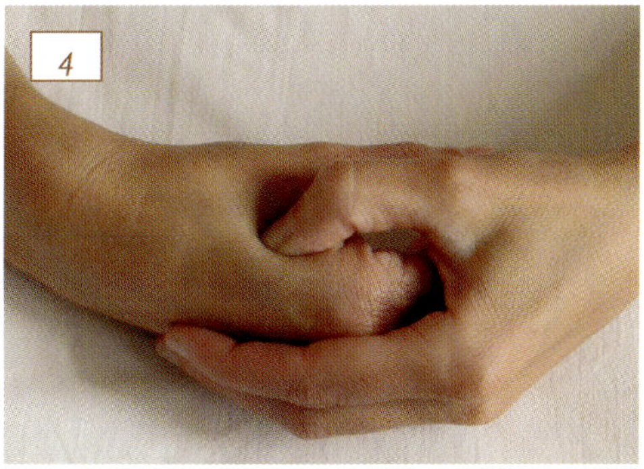

**Mo (streichen):** Gestrichen wird mit dem Handballen oder mit der Handwurzel, aber auch mit den Fingern. Welche Möglichkeiten es da gibt, entnehmen Sie bitte den Abbildungen 5 bis 9.

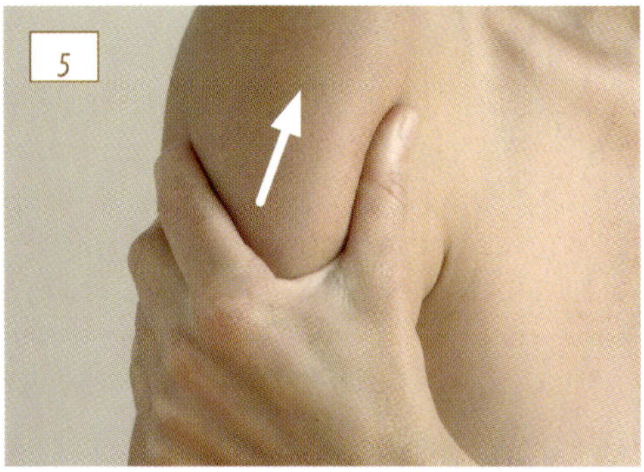
5

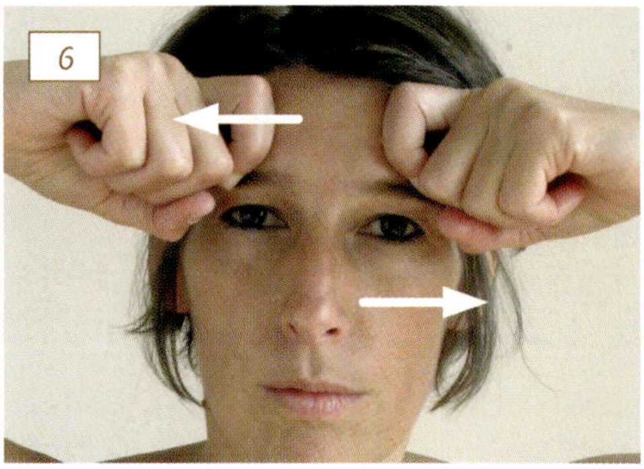
6

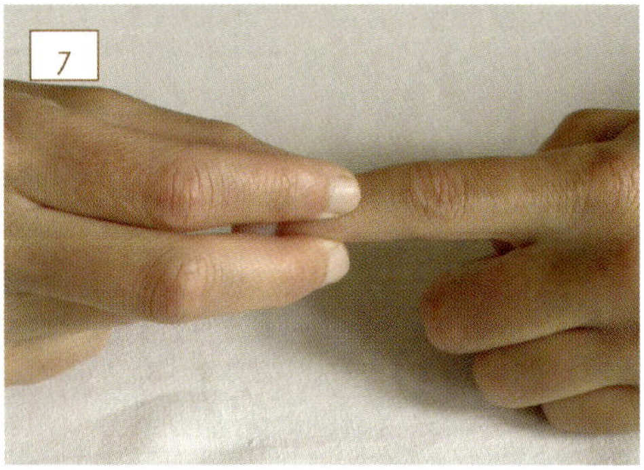
7

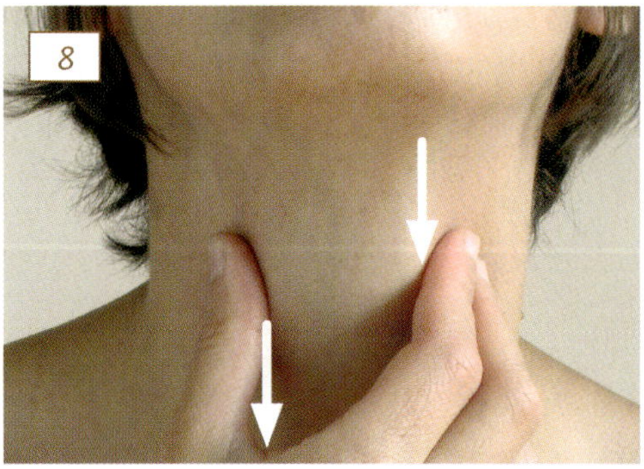
8

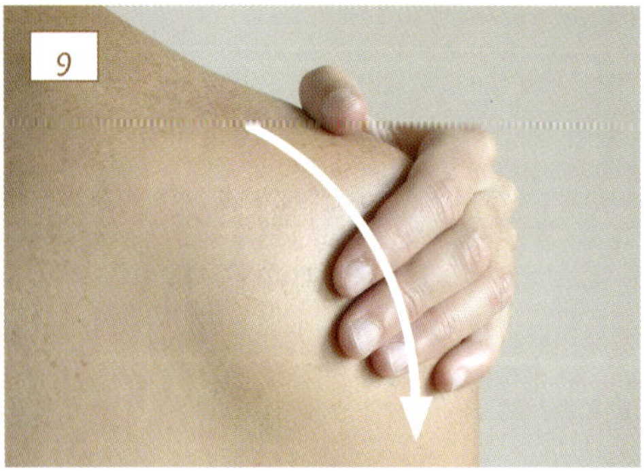
9

**Tui (schieben):** Verwenden Sie einen oder mehrere Finger oder auch die Handwurzel. Wie Sie den Deltamuskelbereich schieben, zeigt Abbildung 10.

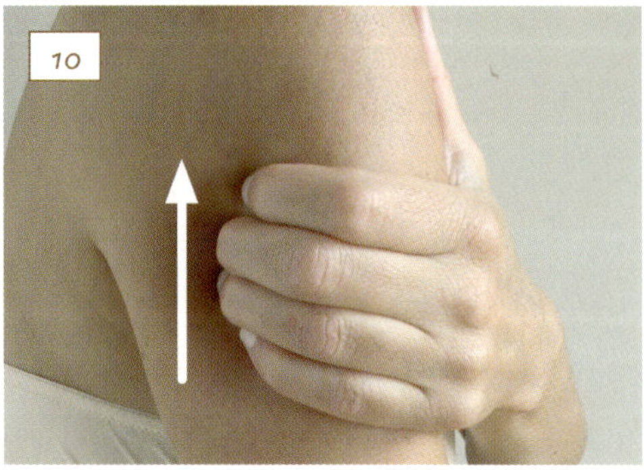
10

**Na (zwicken oder kneten):** Wie diese Form der Massage ausgeübt werden soll, sehen Sie auf den Abbildungen 11 und 12.

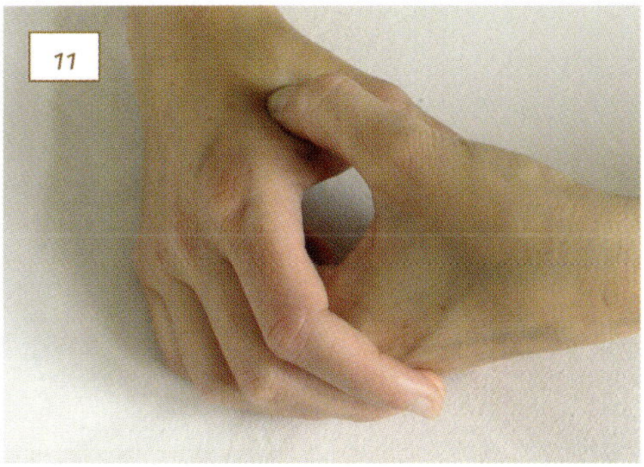


**Rou (reiben bzw. friktieren):** Setzen Sie dafür die Fingerbeere oder die Handwurzel ein. Die Bewegung ist jener der An-Technik ähnlich, nur wird eben nicht konstant gedrückt, sondern vibrierend, beziehungsweise kräftig gerieben. Ein Beispiel für den richtigen Bewegungsablauf entnehmen Sie Abbildung 13.

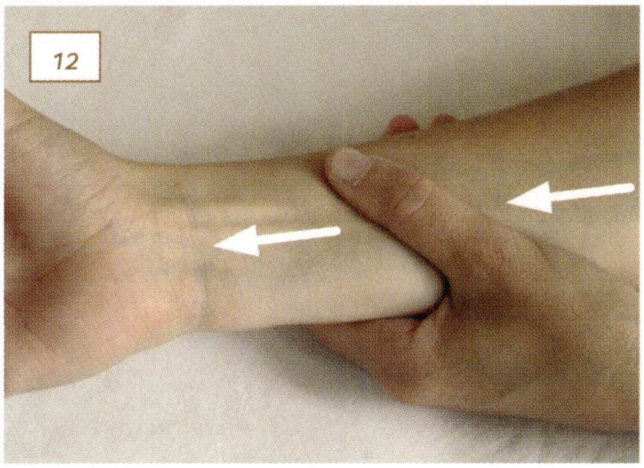


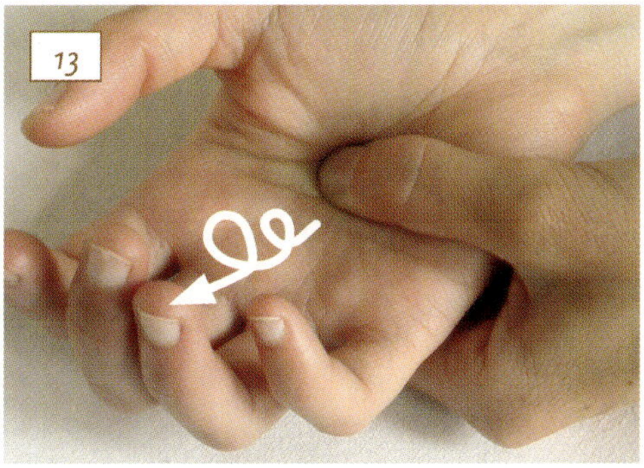


**Yao (kreisen, passive Bewegung):** Hier wird vor allem das Gelenk des Patienten bewegt, wie Sie den Abbildungen 14 und 15 entnehmen können.

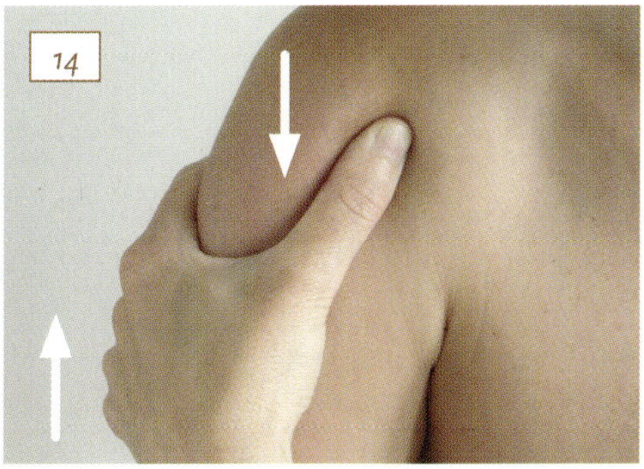


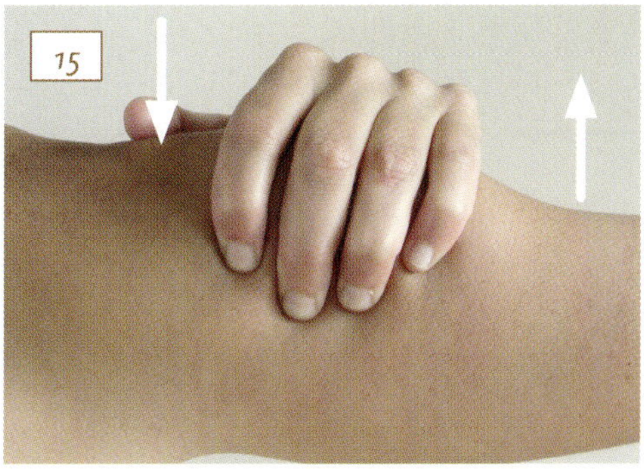

# Die einzelnen Beschwerdebilder

## Kopfschmerzen, Migräne

Kopfschmerz ist eine der häufigsten Beschwerden, mit der der Patient den Akupunkturarzt aufsucht. Der chronische Kopfschmerzpatient hat in vielen Fällen eine langjährige Leidensgeschichte. Bei mehr als 90 % aller Kopfschmerzen handelt es sich um Migräne und Spannungskopfschmerzen, wobei Männer, Frauen und Kinder betroffen sind. Weltweit treten bei mehr als 60 % der Bevölkerung verschiedene, wiederkehrende Kopfschmerzen auf. Frauen sind häufiger betroffen als Männer, meist im Alter zwischen 20 und 40.

Kaum ein Schmerzzustand lässt sich so schwer exakt definieren wie der Kopfschmerz. Das unangenehme Gefühl kann den Schädel betreffen, aber auch das Gesicht, die Nackenregion oder kann hinter den Augen lokalisiert sein. Vielfältig sind auch die Ursachen von Kopfschmerzen. Daher hat unsere Forderung nach ärztlicher Diagnose vor der Selbstbehandlung in diesem Fall am meisten Berechtigung.

Kopfschmerzen können so unerträglich sein, dass sie sogar Selbstmordgedanken auslösen. Sie sind nicht isoliert als Krankheit zu betrachten, sondern als Ausdruck eines Grundleidens, das beseitigt werden muss. Das Symptom zu bekämpfen, fällt mit Hilfe der Chemie oft relativ leicht – ein paar schmerzstillende Tabletten, und der Schmerz weicht einem Gefühl dumpfer Betäubung. Doch gerade diese Medikamentengruppe kann gefährliche Nebenwirkungen hervorrufen.

Sollte also eine medizinische Untersuchung ergeben, dass Kopfweh im speziellen Fall keine ernsten Hintergründe hat, sondern auf Ursachen zurückzuführen ist, die man selbst wirkungsvoll bekämpfen kann, dann werden unsere Anleitungen helfen.

Wir beschäftigen uns in erster Linie mit einem Zustand, den man Migräne nennt, sowie mit Schmerzen, die auf Muskelverspannungen im Bereich der Wirbelsäule und auf gestörte Stoffwechselsituationen zurückgehen.

Auch falsche Ernährung führt, häufiger als man annehmen möchte, zu starken Kopfschmerzen.

### Was ist Migräne?

Vorerst einige grundsätzliche Angaben über Migräne. Die Anfälle verlaufen meist in drei Stadien:

Das **erste Stadium** dauert rund eine halbe Stunde und geht mit Einschränkungen des Sehvermögens einher.

Es können so genannte »Flimmerskotome« auftreten, der Leidende sieht seine Umgebung nur noch unvollständig, vergleichbar einem fehlerhaften Mosaik. Wenn er die Augen schließt, erscheinen Flecken mit flimmerndem Rand.
In dieser Phase tritt meist noch kein Schmerz auf. Allerdings kann es zu Schwindelgefühl, Gefühls- und Sprachstörungen kommen.

Das **zweite Stadium** äußert sich bereits in sehr starken Kopfschmerzen, die an die Grenze des Erträglichen gehen. Sie sind oft verbunden mit Brechreiz, aber auch mit Bauchkrämpfen. Der Anfall dauert meistens mehrere Stunden.

Dumpfer, aber nicht pulsierender Kopfschmerz kennzeichnet das **dritte Stadium,** das sogar tagelang anhalten kann. Begleitsymptom ist oft leichte Übelkeit.

Der Migräneschmerz beginnt meist halbseitig und wechselt vielfach während des Anfalles auf die andere Seite. Er kann aber durchaus auch doppelseitig auftreten.

Migränekranke sind während ihres Leidens überaus geräusch- und lichtempfindlich. Hier kann schon eine Behandlung ansetzen, die mit chinesischen Heilmethoden aber nichts zu tun hat: Legen Sie sich in einen abgedunkelten Raum und vermeiden Sie jegliche Geräusche (Radio, TV, Unterhaltung). Dazu eventuell ein feuchtes Tuch über die Augen legen. Selbst das Geruchsempfinden ist bei Migränekranken oft gesteigert. Jeder zweite Patient klagt über eine Einschränkung des Denkvermögens sowie Konzentrationsmangel.

Ein Testverfahren nach Dr. Biedermann (Stuttgart) hilft bei der Beurteilung, ob eine Migräne vorliegt. Wenn Sie nach diesem Test (siehe Kasten rechts) herausfinden, dass Sie zu migräneartigen Kopfschmerzen tendieren, besteht aber kein Grund zur Verzweiflung.

Die Beschwerden lassen sich durch vernünftige Lebensweise schon im Ansatz verhindern (viel Bewegung in frischer Luft, Vermeidung von Alkohol und starkem Kaffee, Entspannungsübungen, gesunde, vielseitige Ernährung und nicht zuletzt auch vorbeugende chinesische Massage). Ist das Malheur – sprich: der Anfall – bereits passiert, schaffen chinesische Heilmethoden eher Abhilfe als schmerzstillende Tabletten.

### Sind Sie migräneanfällig?

Das ist mit großer Wahrscheinlichkeit der Fall, wenn die überwiegende Anzahl der folgenden Fragen mit »Ja« beantwortet wird.

- Sind Sie morgens grundsätzlich nicht gut aufgelegt?
- Sind Sie abends leistungsfähiger als am Morgen?
- Neigen Sie zur Überempfindlichkeit gegenüber Gerüchen (Tabak, Knoblauch, Kaffee usw.)?
- Sind Sie »lichtscheu«? (Stört Sie zum Beispiel das flackernde Licht einer Kerze?)
- Fühlen Sie sich in der Früh eher zerschlagen als munter?
- Leiden Sie mitunter unter Sinnestäuschungen?
- Haben Sie öfter Konzentrationsschwierigkeiten?
- Leiden Sie hin und wieder an Gedächtnislücken? (Sie beginnen ein Gespräch und wissen dann plötzlich nicht mehr, was Sie sagen wollten.)
- Gibt es in der Verwandtschaft Migränekranke?
- Haben Sie Albträume?
- Müssen Sie bei Sonne oder Schnee eine Sonnenbrille tragen?

## Wann ist es sinnvoll, eine Akupunktur zu machen?

Wenn der Patient das Pech hat, auf die bisherige Behandlung durch die Schulmedizin nicht optimal anzusprechen, dann wird die Akupunktur oft als der letzte Weg beschrieben. Nach unserer Erfahrung kommt es in mehr als 70 % der Fälle zu einem positiven Ausgang der Behandlung.
Vor der Akupunktur muss eine dem Kopfschmerz zugrunde liegende organische Erkrankung ausgeschlossen werden.

Es gibt bis heute keine Labor- oder apparative Methode zur Diagnose von Kopfschmerzen. Daher muss der Arzt eine zeitaufwendige, schwierige Anamnese und einen klinischen Befund erheben. Der Akupunkturarzt hat hier eine Doppelbelastung (für Schulmedizin und TCM).

## Was sagt die TCM zu Kopfschmerzen?

Für eine optimale Behandlung ist eine exakte TCM-Differentialdiagnose *(Bianzheng)* Pflicht. Aus der Sicht der TCM unterscheiden wir je nach dem Krankheitsbild 6 typische Arten von Kopfschmerzen:

- Stagnation von Leber-Qi
- Hyperaktivität des Leber-Qi bei Yin-Mangel
- Allgemeiner Mangel an Qi und Xue
- Phlegma verlegt die kleinen Äste des Meridiansystems
- Wind-Symptomatik

Die Bianzheng-Diagnose nach TCM ist für uns nur ein effizientes Konzept für die Akupunktur-Praxis. Es handelt sich hierbei um keine wissenschaftliche Erklärung.

## Ist Migräne mit Akupunktur heilbar?

Pro Behandlung verwendet der Arzt etwa 12 dünne Einwegnadeln. Das Setzen der Nadel ist schmerzlos.

Dann wird die Nadel kurz händisch gedreht und für etwa 20–30 Minuten liegen gelassen. Ein sehr wohliges Gefühl verspürt der Patient während des Liegens. Dieses Gefühl kann Stunden und Tage danach noch vorhanden sein.

Die Wirkung tritt in den meisten Fällen innerhalb der ersten 6 Behandlungen auf. Nach einer Behandlungsserie von etwa 15 Sitzungen empfehlen wir eine Pause von 3–6 Monaten einzuhalten.

Alle Dauermedikamente gehen weiter. Die Menge des Bedarfmedikaments wird deutlich verringert. Eine Heilung ist auch bei optimalem Therapieeinsatz nicht möglich.

Ohrreflexzone, TENS (transkutane elektrische Nervenstimulation), Qigong, Akupressur und eventuell Diätempfehlung runden die ganzheitliche Therapie der traditionellen chinesischen Medizin ab.

## Was spüre ich als Patient?

Wenn Nebenwirkungen auftreten, so sind es meist positive, etwa in der Art: »Man sagt, ich bin viel ruhiger geworden«.

Fallen sie jedoch negativ aus, dann muss der Arzt nochmals genau die Diagnose der SM (Schulmedizin) und TCM anschauen.

Mit der Akupunktur wird die so genannte Selbstregulation, die Abwehr des vegetativen Rhythmus, angeregt und verbessert. Im Chinesischen heißt das: Die Harmonie zwischen Yin und Yang im Körper wieder herstellen.

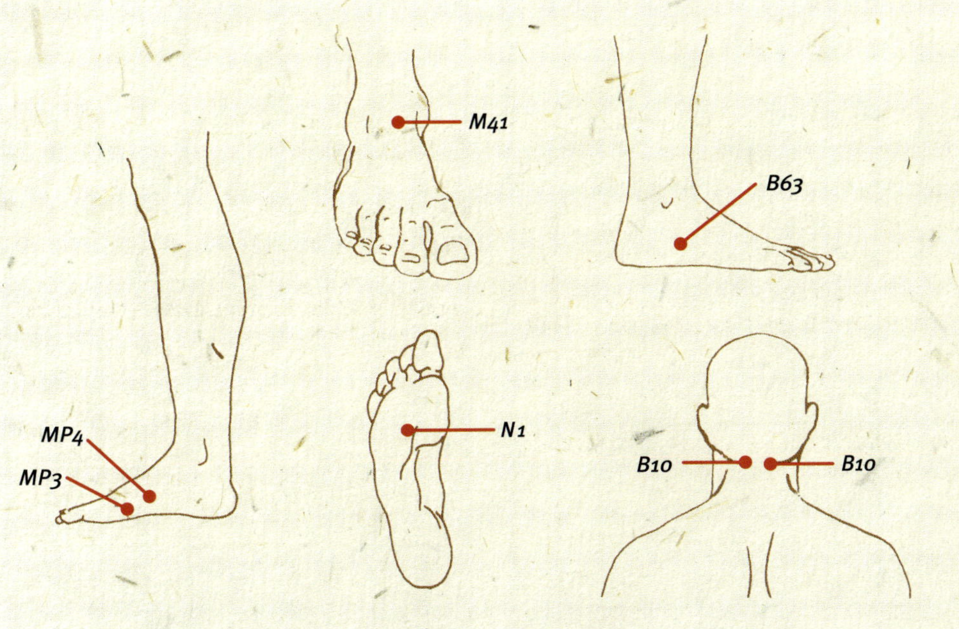


*Punkte bei Kopfschmerzen und Migräne*

**Wie folgt lassen sich neben Migräne auch Kopfschmerzen, die von verspannter Nackenmuskulatur herrühren, erfolgreich behandeln:**

Drücken Sie mit dem Daumen die Punkte MP3, MP4, B63, B10 und M41 5-mal je 5 Sekunden lang sehr kräftig. Die Punkte können Sie zwar unseren Skizzen entnehmen, wir wollen die Lokalisation dennoch zusätzlich genau beschreiben.

Den Punkt MP3 finden Sie knapp hinter dem 1. Mittelfußknochen. Er ist auch wirksam gegen Durchfall, Erbrechen und Darmbeschwerden verschiedener Art.

MP4 heißt der »Fürstenenkel« und liegt auf der Fußinnenseite, etwa am höchsten Punkt des Fußgewölbes. Drücken Sie ihn bei Magenschmerzen und Darmbeschwerden.

B63 ist das so genannte »Goldtor«. Die Stimulierung dieses Punktes beeinflusst Kopfschmerzen, Schmerzen im Sprunggelenk, in den Lenden und im Bein günstig. Der Punkt liegt einen Querfinger vor und unterhalb des äußeren Knöchels.

B10 heißt »Himmelssäule«, weil er am Ansatz des Kapuzenmuskels am Hinterkopf liegt.

Sie finden die »Himmelssäule« etwa einen Querfinger seitlich der hinteren Körpermittellinie in Höhe des Haaransatzes. Neben Kopfweh kann man damit auch Nackensteifheit, Schlafstörungen, Schmerzzustände im Hals sowie Heiserkeit nach zu starker Beanspruchung der Stimmbänder lindern.

Einen weiteren Punkt gegen Kopfschmerzen finden Sie in der Mitte der vorderen Querfalte des Sprunggelenkes – es handelt sich um

**M 41**, der auch der Linderung von Beschwerden im Sprunggelenk dienen kann.

Nachdem Sie die beschriebenen Punkte wie empfohlen gedrückt haben, gehen Sie bitte dazu über, den Fuß von der Sohle bis zum Knie leicht hin und her zu streichen, zu massieren.
Danach Fußsohle und Unterschenkel etwas fester kneten. Nun wieder von der Fußspitze bis zum Knie streichen. Ist diese Behandlung abgeschlossen, drücken Sie mit dem Daumen oder mit Hilfe eines abgerundeten Holzstabes neuerlich den Punkt **MP 4** sowie den Punkt **N 1** mehrmals je 5 Sekunden lang. Der Schmerz, den Sie dabei empfinden, wird allmählich geringer – ein Zeichen, dass die Behandlung wirkt.

Jetzt kommt nochmals die »Himmelssäule« an die Reihe; der linke und der rechte Punkt **B 10**, der mit beiden Daumen gleichzeitig gedrückt wird. Verstärken Sie dabei etwas den Druck im linken Punkt **B 10** (diese Übung wird auch als »B10-Massage-Gymnastik« bezeichnet).

Wir haben schon kurz erwähnt, dass Kopfschmerzen verschiedenartige Ursachen haben können. Darauf näher einzugehen, würde über den Rahmen dieses Buches hinausgehen. Die Warnung, Kopfweh nicht zu unterschätzen, sei aber nochmals wiederholt.

### Bei folgenden Alarmsymptomen sollte unbedingt rasch ein Arzt aufgesucht werden:

- Wenn die Schmerzen plötzlich aus »heiterem Himmel« auftreten und der Betroffene sonst selten unter Kopfweh leidet.
- Wer in der Nacht mit Kopfschmerzen erwacht, sollte diese Erscheinung ernst nehmen und sich untersuchen lassen.
- Manchmal wird Kopfschmerz durch Husten verstärkt. Das kann harmlose Ursachen haben, aber auch von einer Störung des zentralen Nervensystems herrühren.
- Kinder, die unter Kopfschmerzen leiden, sind grundsätzlich zum Arzt zu bringen!
- Ältere Leute müssen plötzlich auftretende Kopfschmerzen als mögliches Alarmsignal vor einem Schlaganfall betrachten.
- Keine Selbstbehandlung bei Kopfschmerzen, die nach Sturz oder Schlag auf den Kopf entstanden sind!
- Auch Kopfschmerzen, die mit Fieber oder Erbrechen einhergehen, dürfen nur von einem Arzt beurteilt werden.
- Bei Kopfweh im Zusammenhang mit Verwirrung unbedingt einen Arzt aufsuchen bzw. sollte ein Mitmensch für ärztliche Hilfe sorgen.

Anders ist es natürlich, wenn Sie nach einer feuchtfröhlichen Feier am nächsten Morgen mit einem »Kater« aufwachen. Dann leisten Ihnen die empfohlenen Maßnahmen ebenso gute Dienste. Sie sind aber auch nur als Unterstützung zu betrachten und können die schon besprochene vernünftige Lebensweise nicht ersetzen.

Kopfschmerz tritt nicht selten im Zuge einer starken nervlichen Anspannung auf. Alle passiven Entspannungsmaßnahmen, wie ruhiges Liegen in der Badewanne, helfen.

**Diätempfehlungen:** Keine zu salzigen und keine stark reizenden und würzigen Gerichte, mäßig Alkohol, stark konzentrierten Tee und Kaffee meiden; viel Gemüse, Bohnen, Pinienkerne, Äpfel, Litschi, Tee mit chinesischen Datteln und/oder Lotussamen, Hühner- oder Entensuppe mit Weißmorcheln.

## Der ganzheitliche Ansatz in der chinesischen Medizin

Die TCM legt den Schwerpunkt auf die Gemeinsamkeit, auf die Analogie. Die Ganzheit steht über den Einzelbestandteilen. Alles in der Natur und im Körper ist in ständiger Bewegung: die Produktionskette der 5 Elemente (Holz, Feuer, Erde, Metall und Wasser), das Yin und Yang, von Geburt bis zum Tod, die vier Jahreszeiten.

Die TCM legt großen Wert auf subjektive Eindrücke und Reflexionen, im Hintergrund stehen das Konkrete, Materielle und die Messgröße. Daher ist die Qualität des subjektiven Einfühlens des Arztes entscheidend für die Effektivität einer Behandlung. Die TCM kennt die Messung klinischer Werte nicht.

### Yin und Yang

Yin und Yang drücken Polarität, Gegensätzlichkeit aus. Auf dem Gebiet der Medizin werden sie als Zustandsbegriffe aufgefasst, die Überfunktion beziehungsweise Unterfunktion bedeuten.

Die Kräfte im Körper müssen im Gleichgewicht zueinander stehen – überwiegt einer der beiden, ist der Mensch krank; sein Energiestrom ist in Unordnung. In jedem Zustand steckt auch ein wenig vom anderen, jeder Yang-Zustand enthält also auch etwas Yin.

### Vitalenergie-Qi

Der Mensch steht mit der Umwelt in Wechselbeziehung. Mit dem Begriff Qi (Atmosphäre, Atmung, Funktion, Information, Vitalenergie etc.) beschrieben die alten Ärzte Chinas die Naturphänomene.
Der Mensch lebt in der Natur, seine Vitalität wird durch den Rhythmus der Natur beeinflusst. Der Mensch nutzt die Natur aber auch für die Erhaltung seiner Existenz (Atmung, Ernährung).

### Blut-Xue

Der chinesische Ausdruck *Xue* (Blut) entspricht etwa dem schulmedizinischen Blut. Xue ist die materielle Basis der Psyche. Das Xue entsteht unter Mitwirkung von Magen und Milz aus den Nährstoffen der Nahrung. Es gelangt aufwärts zur Lunge und mischt sich hier mit Stoffen aus der Atemluft ($O_2$). Durch den Einsatz von Lunge und Herz gelangt diese Mischung in das »Meridiangefäßsystem«.

Aus langjähriger klinischer Erfahrung wissen die Ärzte der TCM, dass bei Vorliegen einer Blutarmut-Xue Xu (Anämie) psychische Störungen auftreten, z. B. Ängstlichkeit, Schlafstörungen, wirre Träume und innere Unruhe.

## Augenprobleme

Viele Störungen des Wohlbefindens gehen von den Augen aus. Oft sind es Kopfschmerzen, aber auch Schwindelanfälle und lokales Schmerzgefühl können auftreten. Bereits bestehende Augenkrankheiten, wie der grüne oder graue Star, müssen natürlich fachärztlich behandelt werden. Aber chinesische Heilmethoden versetzen Sie in die Lage, Ihre Augen so gut zu trainieren, dass manche Leiden verhindert werden können.

Abnorm rasche Ermüdbarkeit der Augen, verbunden mit Sehstörungen (Verschwimmen der Buchstaben, Schwindelgefühl), sind häufig auf Sehschwäche zurückzuführen. Üblicherweise werden derartige Zustände mit Hilfe von Brillen zu beseitigen versucht. Damit lassen sich sicher gute Erfolge erzielen. Viele Menschen lehnen aber Brillen aus Eitelkeit ab.

In China tragen überdurchschnittlich wenig Menschen Brillen. Das liegt daran, dass in diesem Land schon den Schulkindern sehkraftstärkende Übungen beigebracht werden, noch bevor drohende Alarmsignale auftauchen (Kopfschmerzen, Flimmern vor den Augen, Schleier, gestörte Nah- und Fernsicht, Doppeltsehen, »Nachtblindheit« usw.).

Augengymnastik hat den Sinn, jene sechs Muskeln, von denen die Augäpfel bewegt werden, zu kräftigen. Diese Muskeln lassen sich – wie jeder Muskel des menschlichen Körpers – trainieren. Vorzeitige Erschlaffung führt zu einer Reihe von Problemen, wie eben auch Sehschwäche.

Die einfachen Übungen beanspruchen nur wenige Minuten am Tag, verbessern aber die Funktion dieses so wichtigen Organs oft in verblüffendem Ausmaß.

- Kopf gerade halten. Zu Boden blicken, dann in Richtung Himmel schauen.
- Zuerst so weit wie möglich nach links blicken, dann, analog dazu, möglichst weit nach rechts schauen.
- Nun vorerst hinauf blicken, dann seitlich über einen Augenwinkel hinaus, hinunter und nun seitlich über den anderen Augenwinkel hinausschauen.
- Mit den Augäpfeln langsam zuerst in die eine, dann in die andere Richtung rollen.
- Fixieren Sie einen Punkt im Zimmer in relativ kurzer Entfernung (höchstens ein bis zwei Meter) eine Minute lang – dann richten Sie den Blick aus dem Fenster auf einen vorher bestimmten, möglichst weit in der Ferne liegenden Punkt. Diese Übung mehrmals wiederholen.

Gegen Sehschwäche massieren die Chinesen im Augenbereich vier verschiedene Punkte, die alle auch in der Akupunktur eine Rolle spielen.

**Behandeln Sie die eingezeichneten Zonen täglich ein- bis zweimal:**

- **Tianying-Zone:** Sie liegt unter dem inneren Augenbrauenende am knöchernen Rand der Augenhöhle. Mit dem Daumenballen jeweils 20- bis 30-mal kreisen. Immer beide Augen behandeln und nicht zu fest aufdrücken.
- Die **Jingming-Zone** befindet sich am inneren Knochenrand der Augenhöhle. Zuerst mit dem Daumen und dem Zeigefinger beide Punkte in Richtung Nasenrücken gegeneinander drücken. Dann nach unten, schließlich auch nach oben drücken. Üben Sie den Druck ungefähr 30-mal aus.

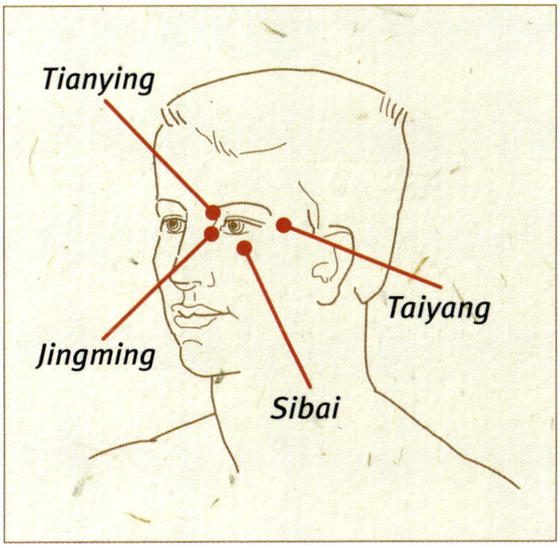


- **Sibai-Zone:** Der Punkt liegt auf einer senkrechten Linie durch die Augenbrauenmitte, einen Querfinger unter dem unteren Rand der knöchernen Augenhöhlenbegrenzung. Mit dem Zeigefinger 30-mal kreisende Bewegungen ausführen.
- **Taiyang-Zone:** Sie befindet sich einen Querfinger seitlich der äußeren Augenhöhlenbegrenzung. Mit dem Daumen nach links und nach rechts jeweils 20-mal kreisen.

Wenn Zuckungen der Augenlider auftreten, so ist dies meist ein Zeichen von Übermüdung, die körperliche, aber auch seelische Ursachen (nervliche Erschöpfung) haben kann. Hier bestehen sehr wirksame Möglichkeiten, sich selbst Erleichterung zu verschaffen. Binden Sie rund 15 Zahnstocher fest zu einem Bündel zusammen. Die Spitzen sollen in einer Ebene liegen. Dann drücken Sie leicht die drei folgenden Zonen je 5 Sekunden:

*Zone 1* (**B 10**): »Himmelssäule« – der Punkt liegt etwa zwei Querfinger seitlich der hinteren Körpermittellinie in Höhe der Haaransatzgrenze. Dort setzt der Kapuzenmuskel an.

*Zone 2* (**M 5**): Entspricht der vorhin beschriebenen Sibai-Zone, einen Querfinger in senkrechter Linie durch die Augenbrauenmitte unter dem unteren Rand der knöchernen Augenbrauenbegrenzung liegend. Sibai heißt »die vier Weisen«.

*Zone 3* (**G 3**): Nach Prof. Bischko knapp oberhalb der Mitte des Jochbeines (also in Nachbarschaft der Sibai-Zone).

Nach größeren Anstrengungen durch Lesen oder Fernsehen empfiehlt es sich, auch folgende Punkte zu drücken:

**B 65** – liegt seitlich am Fußrand, im vorderen Drittel, **Le 2** – etwa einen halben Zentimeter hinter der »Schwimmhaut« zwischen der ersten und zweiten Zehe – hilft auch gegen Schlaflosigkeit und Neigung zum Bluthochdruck, **Le 3** – »höchster Angriffspunkt«, vielleicht deshalb, weil er noch stärker als **Le 2** wirkt. Der Punkt ist etwas oberhalb von **Le 2** zu finden.

Recht gute Erfolge wurden damit übrigens bei der Behandlung spastischer Kinder erzielt. Es kam zur Krampflösung, die auch biochemisch nachgewiesen werden konnte.

In der Akupressur wird dieser Punkt deshalb auch gerne zur Erleichterung von Muskelkrämpfen gedrückt, allerdings auch bei seelischen Spannungszuständen, die mit Schlafstörungen, Appetitlosigkeit und Konzentrationsschwäche einhergehen.

**G 37** – »strahlende Helle« – der Punkt liegt sechs Querfinger oberhalb des Außenknöchels.

Wie schon sein Name sagt, hat er mit den Augen zu tun. Tatsächlich bewirkt er in vielen Fällen eine Verbesserung von Kurzsichtigkeit, Nachtblindheit und von Migräne mit

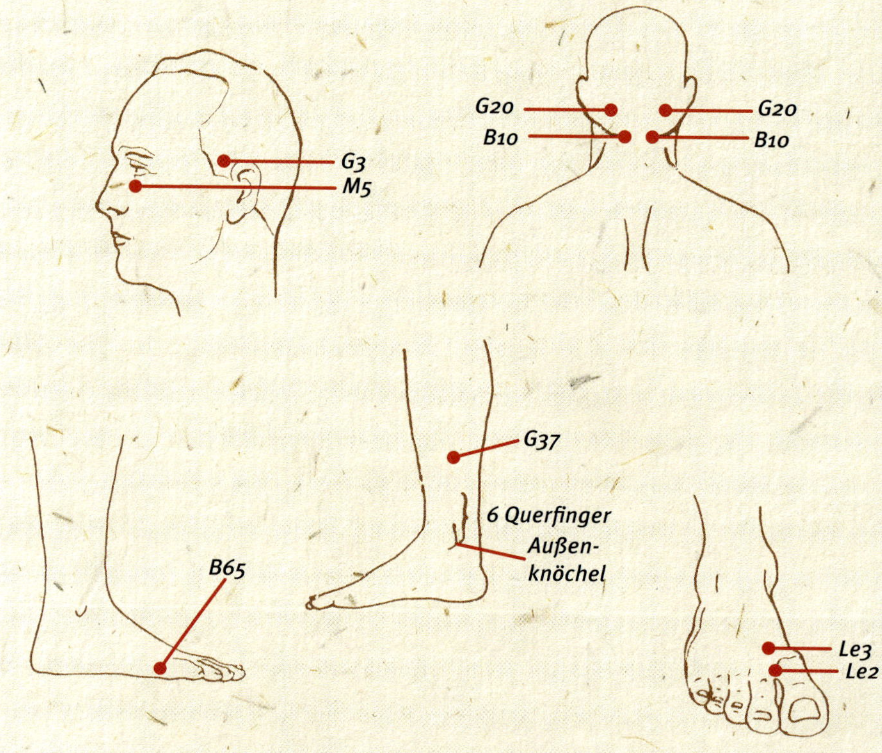


*Punkte bei Augenproblemen*

Sehstörungen. Außerdem reagieren auf die Massage dieses Punktes auch Schmerzen im Bereich des Unterschenkels positiv.

Eine **weitere, einfache Möglichkeit,** übermüdete Augen zu entspannen, besteht darin, sie mit beiden Handflächen zuzudecken.

Betrachten Sie zunächst ein Bild in Ihrer Umgebung, dann die Augen schließen und mit den hohlen Handflächen bedecken.

Es darf aber kein Druck auf die Lider ausgeübt werden. Nun mit den Ellbogen aufstützen und 5-mal tief atmen. Diese Übung dient auch der allgemeinen Entspannung.

## Augenprobleme während der Raucherentwöhnung

Sehr starke Raucher können während einer Nikotinentwöhnung unter relativ schweren Sehstörungen leiden:

- Flimmern
- verschwommene Sicht
- Sehausfall

Leichte Störungen, wie verschwommenes Sehen, sind mit chinesischer Massage gut beeinflussbar (siehe Nikotinsucht, Seite 61ff.).

## Zahnbeschwerden

Sie werden vielleicht auch schon die Erfahrung gemacht haben – Zahnschmerz tritt vornehmlich nachts oder an Wochenenden auf. Dann nämlich, wenn rasche ärztliche Hilfe schwer zu bekommen ist.

Bevor wir erläutern, wie Zahnschmerzen durch chinesische Heilmethoden gelindert werden können, ohne den Griff in den Medikamentenschrank tun zu müssen, noch einige Sätze zur Vorbeugung von Zahnschäden sowie über Herdgeschehen, die ihren Ausgang häufig von den Zähnen aus nehmen.

Unsere Zähne halten zwar einen Kaudruck von 150 Kilogramm aus – sind demnach überaus widerstandsfähig –, dennoch zeigen sie sich in anderer Weise ziemlich anfällig für schädigende Einflüsse. Obwohl der Zahnschmelz, der die Zahnkrone außen überzieht, sogar härter als Stahl ist! Säure jedoch kann den Schmelz schon innerhalb relativ kurzer Zeit zerstören und damit Voraussetzungen für gefürchtete Zahnleiden wie Karies schaffen.

Tief greifende Wirkung auf die Gesundheit der Zähne hat daher **unsere Nahrung.** Die Knochensubstanz der Zähne (Dentin) enthält, wie alle anderen Knochen des Körpers auch, Kalzium, Phosphor und Substanzen, deren Aufbau von Vitaminen abhängig ist. Mangelerscheinungen, die trotz Überflusses möglich sind, führen zur systematischen Schwächung des Zahngerüstes. Fehlt etwa Vitamin D, kann der Darm kein Kalzium aufnehmen – da hilft selbst kalziumreiche Kost nichts.

Fehlt es an Vitaminen des B-Komplexes, entstehen Veränderungen des Mundgewebes; die Widerstandskraft gegenüber Bakterien sinkt. Bei Vitamin-A-Mangel muss der Betroffene mit Schäden am Zahnschmelz rechnen.

Was es für die Zähne bedeutet, wenn dem Körper zu wenig Vitamin C zugeführt wird, konnten Seefahrer vor nicht allzu langer Zeit feststellen. Sie litten während langer Reisen durch Mangel an Obst und Gemüse an Skorbut. Die Zähne wurden locker und fielen schließlich aus.

Hauptfeind der Zähne und ihrer Umgebung ist der Zucker. Um den Zucker im Körper verarbeiten zu können, bedarf es größerer Mengen an Vitamin B, ein Mangel wirkt sich negativ auf das Zahnfleisch (aber auch auf die Nerven) aus. Zucker sorgt außerdem für ein »saures« Milieu, in dem jene Bakterien gedeihen, die an den vorgeschädigten Zähnen ein Zerstörungswerk beginnen, das wir alle unter dem Namen »Karies« nur zu gut kennen.

Noch häufiger als Karies tritt Parodontose auf, die sich in Zahnfleischschwund und Blutungsneigung (allerdings ohne Entzündung) äußert. Vernünftig ernährte Menschen, die auf Zucker (auch auf Süßigkeiten und Mehlspeisen) weitestgehend verzichten, leiden kaum an Parodontose.

Gegen etwas Zucker in Tee oder Kaffee ist bei entsprechender Zahnhygiene nichts einzuwenden. »Vollstopfen« mit Süßigkeiten in früher Kindheit legt aber oft den Grundstein für spätere Zahnprobleme.

Wer auf den Genuss von zuckerhaltigen Nahrungsmitteln unter keinen Umständen verzichten möchte, muss noch genauer als bisher seine Zähne morgens und abends kräftig bürsten.

Vor allem Kinder sollten auf genaues Zähneputzen besonders achten. Unter Einfluss der erwähnten Stoffe bildet sich nämlich auf den Zähnen ein dünner Belag (Plaque), der Bakterien als Nährboden dient.

Wenn die Parodontose bereits so weit fortgeschritten ist, dass Entzündungen in der Tiefe der Zahnhöhle entstehen, gibt es für die Zähne in diesem Bereich kaum mehr Rettung. Oft verlaufen selbst schwere Zahnschäden viele Jahre hindurch »stumm« – sie verursachen keine örtlichen Beschwerden.

Tatsächlich aber beeinträchtigen Entzündungen und Eiterungen im Kieferbereich in den meisten Fällen den ganzen Organismus im Sinne einer »Vergiftung«.

Die Lage wird hauptsächlich bei »Zweitbelastung« kritisch. Das heißt, der Patient verspürt erst dann Beschwerden, wenn im Einflussbereich des »Herdes« eine weitere Störung auftritt. Die Abwehrkraft des Organismus ist dann so stark herabgesetzt, dass sich diese Störung – die ansonsten vielleicht mühelos verkraftet worden wäre – auszuwirken beginnt.

Konkret:
Erkrankungen an Herz, Lunge, Darm, Haut oder Gelenken werden unter Herdbelastung akut und können den Patienten sogar in Lebensgefahr bringen.

In erster Linie leidet der Kranke an rheumatischen Beschwerden. Er klagt über Schmerzen an Stellen, an denen der Arzt kein Leiden feststellen kann. Die Beschwerden verschwinden oft ohne jede Behandlung; kommen aber nach einiger Zeit am selben oder auch an einem anderen Ort wieder.

Ärzte denken in diesem Fall an Herdgeschehen und untersuchen den Körper nach »Störstellen«. Sehr oft werden diese im Kopf gefunden, eitrige Nebenhöhlen, chronisch entzündete und bereits wild zerklüftete Mandeln oder, vielleicht am häufigsten, ein Zahn, an dessen Wurzelspitze sich ein kleiner Eitersack gebildet hat.

Die Behandlungsmethoden der Chinesen und der westlichen Mediziner unterscheiden sich wohl kaum. Mit der Einschränkung, dass sich in China viele Patienten auch beim Zahnziehen mit Hilfe der Akupunktur schmerzunempfindlich machen lassen.

**Methoden zur Schmerzlinderung:**

Im Schmerzfall drücken Sie mit den Daumen 20 Sekunden lang kräftig die Punkte **MP3** (knapp hinter dem 1. Mittelfußköpfchen) oder **M36** (die »Drei Meilen des Fußes« genannt – eine Handbreit unter der Kniescheibe, einen Querfinger seitlich davon. Hilft auch gegen Übelkeit und Blutdruckstörungen.) Der Punkt **M36** eignet sich übrigens auch für Moxabehandlung.

Treten die Schmerzen besonders arg in Unterkieferzähnen auf, empfiehlt sich die Druckmassage der Punkte **Di4**, **Di10** und **Di11**, 20 Sekunden lang kräftig drücken. Der Punkt **Di4** liegt an der höchsten Stelle jenes Muskelwulstes, der dadurch entsteht, dass Sie den Daumen fest gegen den Zeigefinger pressen. Nun gegen den Mittelhandknochen in der Verlängerung des Zeigefingers drücken.

**DI4** hat in der Akupunktur und in der chinesischen Massage größte Bedeutung. Er wird von jedem Behandler sehr oft verwendet.

Die Wirkung von **Di4** entsteht vornehmlich im Bereich des Gesichtes – Kopfweh, Zahnschmerz, Schnupfen, unangenehmes Druckgefühl im Kopf bei Fieber, aber auch Gelenkschmerzen im Arm und vegetative Störungen sind über diesen Punkt günstig zu beeinflussen. Schließlich lassen sich damit auch Schlafstörungen und Nervosität beseitigen.

**Di10** wird die »Drei Meilen des Armes« genannt, hat ähnliche Bedeutung wie **M36** und liegt zwei Querfinger unter **Di11**. Einen

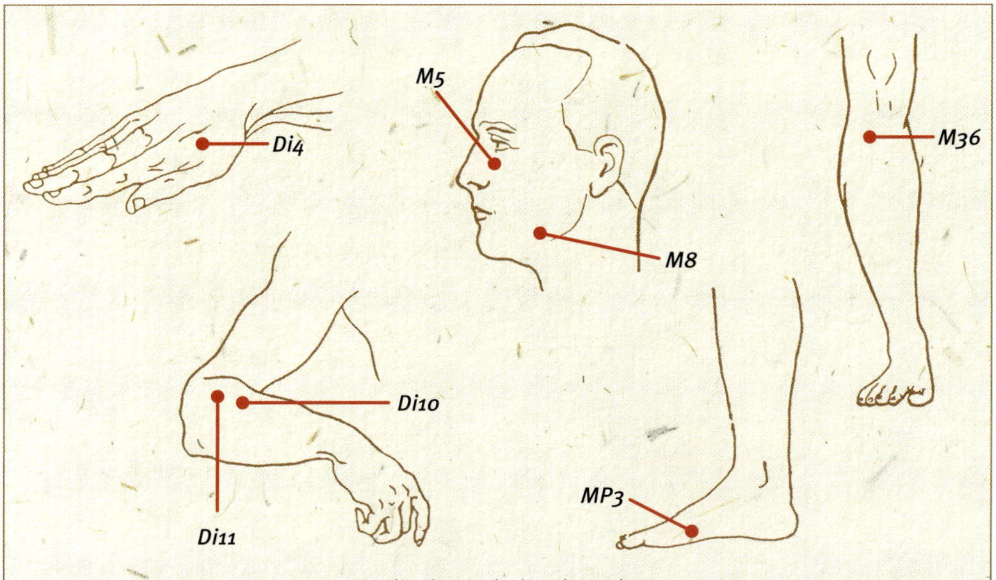

Punkte bei Zahnbeschwerden

weiteren Punkt zur Linderung von Schmerzen in den Unterkieferzähnen finden Sie direkt am Unterkiefer, knapp vor dem Kaumuskelrand *(musculus masseter)* – er wird als **M8** (im Chinesischen: Daying) bezeichnet.

Speziell bei Unterkieferbeschwerden ist der Punkt **M5** wirksam. Er befindet sich einen Querfinger unter dem knöchernen Rand der Augenhöhle, genau in der Mitte. Kräftig am besten mit den Zeigefingern beide Punkte **M5** 20 Sekunden lang drücken.

Wenn neben Zahnschmerz ein Steifegefühl im Schulterbereich vorliegt, sollte auch Fußzonenbehandlung erfolgen. Massieren Sie dann den Punkt **MP3**.

Sanfte Massage der Halswirbelsäule und der Schulter bringt hier ebenso Linderung. Da Sie diese Bewegung aber selbst nur sehr schwer zufrieden stellend ausführen können, empfiehlt es sich, einen Partner darum zu bitten.

Wenn Akupunkteure ihre Patienten gegen Zahnschmerzen unempfindlich und bereit für eine Behandlung machen, stechen sie ihre Nadel auf dem Zeigefinger an der dem Daumen zugewandten Seite ein. Ziehen Sie entlang des Nagelbettes eine waagrechte Linie, dann eine weitere Linie entlang des Nagels. Dort, wo die beiden Linien einander schneiden, also etwa zwei Millimeter seitlich und oberhalb des Nagelfalzwinkels, liegt die gesuchte Stelle.
Bei Akupressur verwenden Sie den Daumennagel der anderen Hand oder, noch besser, einen Zahnstocher.

Dem Zahnfleischbluten wirken Sie durch sanfte Massage entgegen (dreimal täglich). Befeuchten Sie die Fingerkuppe durch kreisendes Streichen. Möglicherweise blutet das Zahnfleisch anfangs noch stärker, aber nach etwa einer Woche kann mit deutlicher Besserung gerechnet werden.

## Erkältung, Halsschmerzen

Erkältungskrankheiten haben eigentlich nur insofern mit Kälte zu tun, als feuchtkaltes Wetter deren Entstehung begünstigen kann. Die Ursache ist vielmehr eine Infektion mit bestimmten Viren, die in lediglich bereits geschwächten Organismen Störungen verursachen.

Bei klirrender Kälte treten kaum jemals massiv Virusinfekte auf. »Hauptsaison« ist die Übergangszeit Herbst und Winter beziehungsweise Winter und Frühjahr. Inmitten hustender, schnupfender und halswehgeplagter Mitmenschen ist es trotzdem immer wieder »Auserwählten« möglich völlig gesund zu bleiben.

Das bedeutet keineswegs, dass diese Personen nicht von den Erregern befallen worden sind – nur ist eben deren Körperabwehr in der Lage, den Angriff abzuschlagen.

Der allgemeinen Kräftigung des Organismus kommt daher bei der Bekämpfung von Erkältungskrankheiten entscheidende Bedeutung zu.
Wie Sie wahrscheinlich schon vermutet haben, kehren wir auch hier wieder zur so oft erwähnten gesunden Ernährung zurück, die dem Körper gleichsam jene Munition liefert, die ihn zum Sieg über Infektionen befähigt. Nicht nur die Art der Nahrungsmittel spielt dabei eine Rolle, sondern auch die Menge. Übergewichtige leiden fast durchwegs unter Abwehrschwäche. Das hängt damit zusammen, dass dicke Menschen meist träge und eben »bewegungsfaul« sind. Ein gut funktionierender Kreislauf ist aber ein wichtiger Faktor.

Was Sie auch ohne fernöstliche Heilkünste zur Vorbeugung tun können:

Betreiben Sie viel Sport an der frischen Luft. Die Sportart ist egal – Hauptsache, Sie kommen ordentlich ins Schwitzen. Gehen Sie regelmäßig in die Sauna und achten Sie darauf, dass besonders in der feuchtkalten Jahreszeit Ihre Füße warm bleiben.

Sorgen Sie für ausreichende Luftfeuchtigkeit in der Wohnung und auch im Büro (in dem Sie möglicherweise genauso viel Zeit verbringen wie daheim).

Sie erreichen eine Steigerung der Luftfeuchtigkeit entweder durch entsprechende Geräte, aber auch einfach dadurch, dass Sie feuchte Tücher aufhängen oder ein flaches, möglichst großflächiges Gefäß mit Wasser aufstellen. Die Flüssigkeit verdunstet bei normaler Raumtemperatur und befeuchtet die Luft.

Kündigt sich eine Erkältung bereits an – durch Kratzen im Hals, »rinnende« Nase, Müdigkeit – dann beginnen Sie sofort mit der Behandlung. Einerseits mit den üblichen Maßnahmen, wie mit einem 20 Minuten dauernden Fußbad, heißem Tee und einigen Tagen Erholung, andererseits mit chinesischen Heilmethoden.

Was das Fußbad betrifft: Dessen Wirkung ist sogar auf die Philosophie der Akupunktur zurückzuführen. Denn auf der Fußsohle liegen zahlreiche Punkte, die in der chinesischen Nadeltechnik Bedeutung haben.

Der Reiz dieser Punkte kann demnach nicht nur durch die Nadel oder den Daumen erfolgen, auch eine starke Temperaturänderung kann entsprechende reflektorische Wirkung hervorrufen. Konkret bewirkt das Fußbad eine Steigerung der Abwehrkraft und die Abschwellung der entzündeten Schleimhäute im Nasen-Rachen-Raum. Die Viren werden dadurch allerdings nicht getötet. Der Patient fühlt sich trotz Infektion besser.

Bei jeder Behandlung von Erkältungskrankheiten achten Sie auf reichliche Flüssigkeitszufuhr. Mit der Nahrungsaufnahme soll man jedoch in dieser Zeit ziemlich sparsam umgehen.
Am raschesten beseitigen Sie die unangenehmen Symptome einer Erkältung durch einen Einlauf mit warmem Wasser und anschließendes zweitägiges Fasten.

Nur Teetrinken ist erwünscht. So werden Giftstoffe aus dem Körper geschwemmt.

Nun zu den Ratschlägen aus China: Nicht selten tritt als Einleitung einer Erkältung so genanntes »Globusgefühl« im Hals auf – als würde ein Knödel darin stecken. Massieren Sie in diesem Fall 20 Sekunden lang die Gegend am Hals zwischen den beiden Schlüsselbeinen.

Den Einschnitt bezeichnet man als »incisura jugularis«. Zur Verstärkung werden die Punkte **H 7**, **KS 6** und **Di 4** herangezogen.

**H 7** liegt an der Handgelenkquerfalte innen auf der Seite des kleinen Fingers. In die deutsche Sprache übersetzt, bedeutet sein chinesischer Name »Tor zur Seele« beziehungsweise »Tor der Götter«.

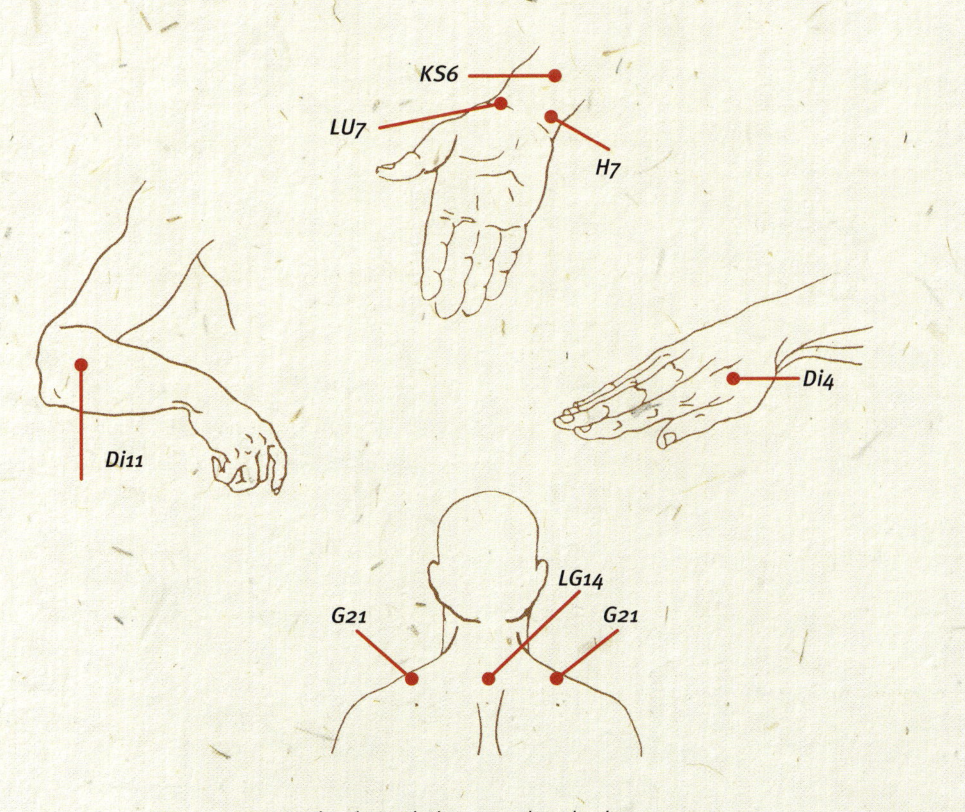


*Punkte bei Erkältung und Halsschmerzen*

Drückt man den Punkt **H7**, so wird dadurch tatsächlich eine fühlbare Harmonisierung der Seele erreicht – demnach eignet sich die Massage an diesem Ort gut als Mittel gegen Schlafstörungen, Unruhe, Nervosität vor einer Prüfung, vor einem Auftritt usw.

Vermutet ein Akupunkturarzt bei einem Leiden auch eine seelische Beteiligung, dann wird er den Punkt **H7** bei der Behandlung unbedingt berücksichtigen.

**KS6** wird die »innere Grenze« genannt. Deshalb Grenze, weil hier wenige energetische Umschaltungen des Kreislaufes erfolgen können. Der Punkt liegt etwa drei Querfinger oberhalb der Handgelenkquerfalte, genau in der Mitte (Innenseite). Über diesen Punkt wird der Brustraum kontrolliert.

Ein Druckgefühl in der Brust kann verschiedene Ursachen haben: Durchblutungsstörungen der Herzkranzgefäße *(Angina pectoris)*, aber auch Verspannungen der Atemhilfsmuskulatur infolge starken seelischen Drucks.

Ausgezeichnet bewährt sich die Massage dieses Punktes auch gegen Brechreiz, Übelkeit bei Seekrankheit, Schluckauf, Hustenreiz, Schlaflosigkeit. Der Punkt **KS6** ist zwar dem Meridian Kreislauf – Sexualität zugeordnet, hat aber eher mit dem Kreislauf zu tun als mit der Sexualität. Über den Einfluss auf das unbewusste Nervensystem kann auch eine Sexualstörung behandelt werden.

Der Punkt **Di4** wurde schon ausführlich beschrieben (siehe Seite 32). Ihn drücken Sie auch gegen chronische Halsschmerzen (die aber unbedingt vorher vom Arzt abgeklärt werden müssen). Im Zuge einer derartigen Behandlung empfehlen wir noch die Punkte **LG14**, **Di11** und **G21** mit Wärme zu stimulieren (Moxazigarren oder Zigaretten). Dazu entzündet man eine Moxazigarre (in dünnes Papier gerollte Stangen aus Beifußpulver) und nähert die glühende Spitze dem Akupunkturpunkt auf ungefähr einen halben Zentimeter, bis man ein deutliches Hitzegefühl verspürt. Dann entfernt man die Zigarre wieder kurz und wiederholt die Behandlung an den genannten Punkten, bis die Haut an den Stellen deutlich gerötet ist.

Aber auch Druck ist wirksam.

Der Punkt **LG14** liegt auf dem Rücken, und zwar auf dem Dornfortsatz des 7. Halswirbels. Die Akupunkteure in China nennen ihn auch die »Spinne«, weil von hier aus Beziehungen zu allen Yang-Meridianen hergestellt werden können. Diese Verbindung aller Meridiane der Yang-Gruppe sieht graphisch wie eine Spinne im Netz aus.

**G21** liegt in der Mitte des Schulterrandes, der Punkt **Di11** wurde schon beschrieben.

Am Beginn einer Grippe (ebenfalls virusbedingt) kann man den Punkt **LG14** entweder massieren oder lokal erwärmen. Dazu auch **Lu7** massieren: Der Punkt liegt am daumenseitigen Ende der Handgelenkquerfalte (innen). Hier wird in der westlichen Medizin der Puls gemessen, die chinesischen Ärzte benützen den Punkt **Lu7** zur Pulsdiagnose, die Schlüsse auf Art, Schwere und Ort der Beschwerden ermöglicht.

**Lu7** heißt »Engpass«, wird demnach als Kontrollstelle betrachtet. Gewissheit erlangt man natürlich auch nur mit Hilfe modernster Untersuchungen durch technische Geräte und in Laboratorien. Geschulte Ärzte erhalten aber durch diesen Punkt Auskunft über die Energiesituation des Körpers, besonders im Bereich des Atmungsorganes Lunge.
Wenn wir ihn gegen das Globusgefühl verwenden, so wird die damit verbundene Müdigkeit als Energieschwäche und Schwäche in der

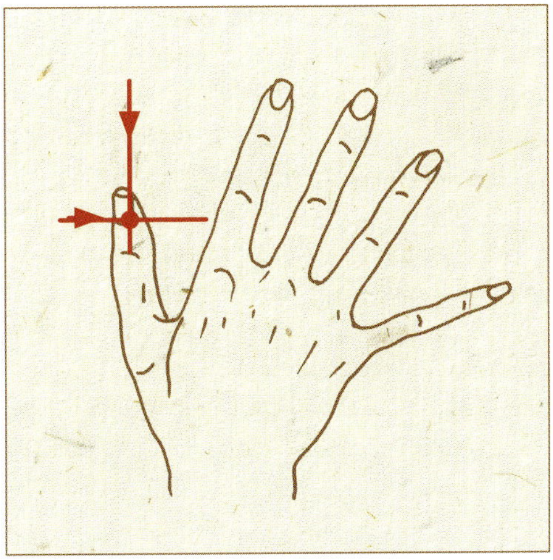

Sauerstoffaufnahme durch die Lunge aufgefasst. Gegen Kopfschmerz, Hustenreiz und Asthma bronchiale kann der Punkt ebenfalls zur Linderung gedrückt werden.

Auch auf der Hand befindet sich ein Punkt gegen Halsschmerzen (deren Ursache allerdings vor der Selbstbehandlung klargestellt sein muss – Angina kann eine sehr schwere Erkrankung sein, die oft zu irreparablen Herzschäden, Nierenstörungen und rheumatischen Beschwerden führt!). Sie finden ihn, indem Sie am Daumen horizontal entlang des Nagelbettes eine Linie ziehen und dann eine zweite entlang des Nagels an der dem Zeigefinger zugekehrten Seite.

Im Schnittpunkt beider Linien liegt der gesuchte Punkt, der mit dem Fingernagel oder einem Zahnstocher eine halbe Minute lang fest gedrückt wird. Bei einseitigem Halsschmerz nur den auf dieser Seite gelegenen Punkt drücken, ansonsten beide Punkte behandeln.

Schnupfen auf Grund einer Erkältung, aber auch Heuschnupfen, kann wie folgt gelindert werden: Drücken Sie jenen Punkt, der auf der Mittellinie der Stirn liegt, etwas hinter dem Haaransatz. Wenn Sie mit einem Finger der Verlängerung des Nasenrückens folgen, halten Sie genau die Mittellinie ein. Den Punkt sehr kräftig eine halbe Minute lang massieren.
Haben Sie eine »verstopfte Nase«, drücken Sie zwei Punkte, die in der Ecke jedes Nasenflügels genau über dem Mundwinkel liegen. Ebenfalls mindestens eine halbe Minute fest kneten.

Ein **Knödelgefühl im Hals** hat, wenn nach der medizinischen Abklärung keine organischen Störungen verantwortlich zu machen sind, meist im psychosomatischen bzw. funktionellen Bereich seine Ursache. Eine Psychopharmaka-Therapie bzw. Psychotherapie kann hier helfen. Aber auch die chinesische Reflextherapie vollbringt oft Wunder. Wir verwenden hier die so genannten psychisch ausgleichenden Meridiane (Kreislauf-Sexualität-Meridian, Herzmeridian etc.).

# Magenbeschwerden

Eine ganze Reihe von seelischen und körperlichen Belastungen kann zu Magenbeschwerden führen. Leider »geht eben nicht nur die Liebe durch den Magen«; Sorgen, Kummer, Angst und Stress beeinflussen ebenso die Magennerven. Die Aussage: »Das liegt mir im Magen«, hat nicht nur symbolische Bedeutung.

Über den Magen und die Lunge nehmen wir Energie für den Körper auf. Die Lunge erlangt über die Atmung den Sauerstoff. Der Magen »zerlegt« die Nahrung in Bestandteile, aus denen dann der Darm Stoffe für den Gewebsaufbau und die Energiegewinnung in den Blutkreislauf einschleust.

Ein so wichtiges Organ wie der Magen ist daher sehr empfindlich und für Störungen anfällig. Durch Gesundheitspflege könnten viele Schäden, die oft zu lebensbedrohenden Zuständen (Blutungen, Durchbruch von Geschwüren in die Bauchhöhle oder in Nachbarorgane, Krebs) führen, vermieden werden.

Zum Vorbeugungsprogramm und damit zur Kräftigung der Bauchmuskulatur gehört unbedingt **Gymnastik.** Legen Sie sich auf den Rücken und heben Sie abwechselnd das linke und das rechte Bein; die Beine bleiben dabei gestreckt.

Auch chinesische **Atemübungen (Qigong)** sollten bei Veranlagung zu Magenbeschwerden Anwendung finden; sie sind ein ausgezeichnetes Mittel zum Ausgleich des unbewussten Nervensystems.
Eine Fehlsteuerung kann im Extremfall zur Geschwürbildung – vor allem im Zwölffingerdarm, nicht selten aber auch im Magen – führen. Magenbeschwerden sind ärztlich abzuklären. Neben der klinischen Therapie drücken Sie zur Kräftigung des Systems folgende Punkte: **MP4**, **MP6**, **KG15** (an der Spitze des *processus xyphoideus* – des so genannten Schwertfortsatzes am unteren Rand des Brustbeines) und **KG12**. **KG12** – auch als »mittlerer Kanal« bezeichnet – liegt auf der Mittellinie der Körpervorderseite, genau auf halbem Weg zwischen Schwertfortsatz und Nabel. Der Name »mittlerer Kanal« ist sehr zutreffend, denn genau darunter liegt der Magen.

Menschen mit chronischem Magenleiden sind an dieser Stelle besonders schmerzempfindlich. Schon leichte Massage kann Erleichterung bringen.

Warum man diesen Punkt auch bei niedrigem Blutdruck anwendet, ist leicht erklärbar: Die Verdauung bildet bekanntlich eine wichtige Energiequelle.

Eine Stärkung der Verdauungsfunktion bringt dem Körper somit mehr Energie und der niedrige Blutdruck, Symptom des Energiemangels, steigt. Der Körper hat überdies mehr Kraft, um gezieltes Gefäßtraining (etwa in Form einer Kneipp-Kur) durchzustehen.

Durch Behandlung des Punktes **KG12** wird optimale Verdauung, Aufnahme und Verteilung der angebotenen Nahrungsmittel erzielt.

Weitere Punkte: **Di11**, **B20** (suchen Sie den Dornfortsatz des 11., also vorletzten, Brustwirbels; vom unteren Rand zwei Querfinger seitlich), **B21** (dies ist der so genannte Zustimmungspunkt für den Magen und liegt knapp unterhalb des Punktes **B20**. Genauer: zwei Querfinger seitlich des 12. Brustwirbeldornfortsatzes. Diese Stelle wiederum ertasten Sie mühelos, denn der 12. Brustwirbelkörper hat nur noch ganz kurze Rippen.)

**MP9** (setzen Sie sich auf einen Sessel und beugen das Knie. Dann tasten Sie an der Innenseite der Kniekehle einen Knochenvorsprung, der der oberen Verbreiterung des Schienbeines angehört. Genau unter diesem Knochenvorsprung liegt der – meist ohnedies deutlich empfindliche – Punkt.)
Seine Hauptwirkung entfaltet er bei Bauchschmerzen, Beinschwellungen, Blasenstörungen, Menstruationsproblemen – vor allem bei Schmerzzuständen vor und während der monatlichen Blutung, aber auch bei Kniegelenkbeschwerden. Wie schon der Name Milz-Pankreas sagt, wird hier auch die Bauchspeicheldrüse besonders angesprochen. Dieses Organ ist bei der Verdauung sehr wichtig.

Bei entzündlichen Veränderungen der Magenschleimhaut (Gastritis) muss der Arzt feststellen, ob eine Übersäuerung vorliegt *(hyperacide Gastritis)* oder ob – vor allem bei älteren Menschen – zu wenig Magensäure produziert wird *(atrophische Gastritis).*

Bei zu viel Magensäure drücken Sie den Punkt **G34** (genau unterhalb des Wadenbeinköpfchens an der Unterschenkelaußenseite. Appetitlosigkeit, Völlegefühl und Blähungen hängen häufig mit einer Störung der Gallenblasenfunktion zusammen – über eine Stimulierung der Punktes **G34**, der ja auf dem Gallenmeridian liegt, kann Linderung erreicht werden.

Bei mangelnder Magensäure drücken Sie den Punkt **M36** (die schon in einem vorigen Kapitel erwähnten »Drei Meilen des Fußes«, eine Handbreit unter der Kniescheibe, einen Querfinger seitlich nach außen). Setzen Sie als weitere Hilfsmittel bei Magenbeschwerden eine gute Bürste mit Naturborsten ein. Massieren Sie damit den Magen- und den Milz-Pankreas-Meridian (Seite 10) von den Zehen bis zum Knie.

Der Milz-Pankreas-Meridian zieht von der Großzehe in Richtung Innenknöchel und von dort entlang der Schienbeininnenkante weiter nach oben. Der Magenmeridian beginnt bei den Zehen und verläuft über den Vorderfuß an der vorderen Seite des Unterschenkels aufwärts.

Erwärmen Sie dann auch lokal die Punkte **M36**, **MP4**, **MP6**, **B21** und **LG12**, indem Sie das glühende Ende einer Zigarette an die Punkte halten, ohne aber die Haut zu verbrennen.

Schmerz ist immer ein Warnsignal! Sind aber starke, krampfartige Magenschmerzen laut ärztlicher Diagnose nicht auf ernste Ursachen, die rasches Handeln erfordern, zurückzuführen, bringt das Drücken folgender Punkte rasche Linderung: **Di4** und **KS6**. Beide Punkte wurden bereits beschrieben. Um die gewünschte Wirkung zu erzielen, müssen Sie in diesem Fall länger und kräftiger drücken.

Auch der Punkt **B21** ist bei Magenkrämpfen meist empfindlich; seine Stimulierung trägt zur raschen Krampfbeseitigung bei. **KS6** wirkt zusätzlich gegen Übelkeit und Brechreiz.

Selbst große Tierfreunde werden einen »Kater« wenig schätzen. So nennt man vorwiegend in Österreich jenen unangenehmen Zustand, der sich nach einer feuchtfröhlichen Nacht am nächsten Morgen einstellt. Der Schädel »brummt«, der Magen »rebelliert« – beides sind Auswirkungen übermäßigen Alkoholgenusses.

Übelkeit und meist damit verbundene Verspannung der Rückenmuskulatur lassen sich durch Massage der Punkte **B20** und **B21** beseitigen. Wie erwähnt, liegen diese Punkte in Höhe des 11. bzw. 12. Brustwirbeldornfortsatzes, zwei Querfinger seitlich davon.

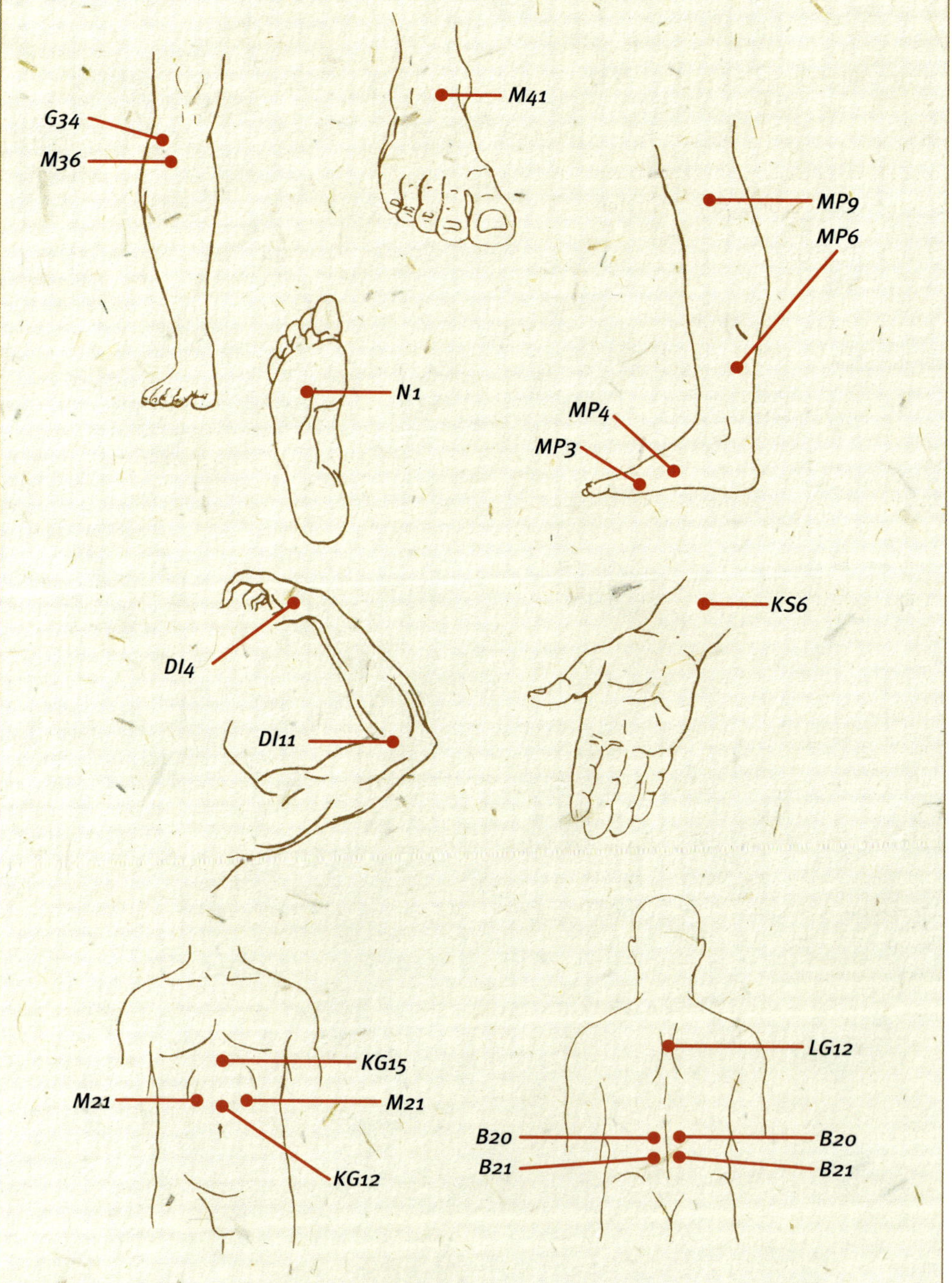


*Punkte bei Magenbeschwerden*

Sie beginnen die Behandlung am besten damit, dass Sie den Punkt **N 1** auf der Fußsohle mit dem Daumen ziemlich stark 100-mal kreisförmig massieren. Dann drücken Sie mit beiden Daumen die Hinterseite des Unterschenkels mit jeweiligem, kurzem Absetzen von der Achillessehne bis zur Kniekehle. Das hat eine stark beruhigende Wirkung.

Anschließend drücken Sie **M 36** und **M 41** bzw. massieren Sie vom Punkt **M 36** (eine Handbreit unter der Kniescheibe, einen Querfinger seitlich außen) entlang der Schienbeinvorderkante, bis im Magen ein wohliges Gefühl entsteht. Das kann einige Minuten dauern.

Bitten Sie einen Partner, am Rücken die Zonen **B 20** und **B 21** mit den Daumen mittelstark vibrierend zu massieren. Die mechanische Reizung dieser Punkte fördert über Nervenreflex die Verdauungsfunktion und wirkt sich auf Muskelverspannungen positiv aus.

Betreiben Sie Akupressur-Gymnastik: Auf einem Sessel sitzend legen Sie beide Mittelfinger übereinander und geben Sie diese auf die Mitte des Oberbauches (zwischen Brustbein und Nabel). Üben Sie leichten Druck aus. Beim Einatmen neigen Sie sich nach hinten und beim Ausatmen halten Sie sich wieder aufrecht.

## Magenschonende Verhaltensweisen

### Ernährung und Verdauung

1. Geschmack, Nährwert und Menge immer an den Leistungszustand des Magens/Pankreas anpassen. Die Überbelastung durch zu kräftige Ernährung schadet dem Magen.

2. Die Speisen je nach Gegend, Klima und Jahreszeit anpassen. Im Süden, wo es heiß ist, ist es ratsam, mehr Mildes und Süßes zu essen. In feuchten Gegenden soll man eher Wärmendes und Feuchtigkeit Vertreibendes (Ingwer, Paprika etc.) zu sich nehmen. In trockenen Gebirgsgegenden sollte man zusätzlich Birnen, Weißmorcheln und Kandiszucker essen. Im Sommer mehr Suppe mit Grünbohnen und Wassermelonen, im Winter mehr Suppe mit Schaf- oder Lammfleisch essen.

### Magenprobleme im Alter

Magen-Darm-Probleme im Alter entstehen häufig durch Tabletteneinnahme. Da das Magen-Qi schwächer wird, verträgt der alte Mensch Medikamente oft schlecht und muss diese absetzen. Ein gängiger Spruch lautet: »In jedem Medikament ist 30 % Gift«. Deshalb ist die Minimierung der Tabletten im Alter sehr wichtig.

## Verstopfung und Durchfall

Die einleitenden Worte im Kapitel Magenbeschwerden haben mit nur geringen Einschränkungen auch für Darmstörungen Gültigkeit. Falsche Ernährung und ungesunde Lebensweise (Stress, Bewegungsmangel) lassen das Gleichgewicht zwischen Yin und Yang auch in diesem Bereich durcheinander geraten.

Ob Verstopfung oder Durchfall – die Ursachen unterscheiden sich oft nicht voneinander.

Vorweg: Sie werden es vielleicht schon leid sein, immer wieder von der Wichtigkeit einer ärztlichen Diagnose zu lesen. Aber gerade Verstopfung und Durchfall können ernste Warnsignale für gefährliche Erkrankungen sein.

Die Heilungschancen bei Dickdarmkrebs sinken, je später das Leiden erkannt wird. Und sollte es nur zu Ihrer Beruhigung dienen: Scheuen Sie bei chronischen Verdauungsbeschwerden nicht den Gang zum Arzt.

In der Mehrzahl der Fälle wird nur eine Fehlregulation des unbewussten Nervensystems vorliegen, ausgelöst durch die eingangs erwähnten Risikofaktoren.

**Verstopfung** reagiert oft schon nach kurzer Zeit positiv auf eine Umstellung der Ernährung. Ballaststoffe mit viel Flüssigkeit, ein wenig Kreislauftraining (Laufen, Schwimmen, Rad fahren) – und schon funktioniert der Stuhlgang wieder.

Entzündliche Veränderungen, die meist auch noch kein großes Malheur darstellen, bedürfen einer längeren Behandlung mit gezielten Diätmaßnahmen.
Wichtig ist, dass Sie über das Ausmaß der Störung Bescheid wissen.

Erfahrungsgemäß leiden mehr Frauen als Männer an Verstopfung. Die Folgen von Verstopfung sind nicht nur körperliches Unwohlsein, Müdigkeit, Kopfschmerz und Völlegefühl.

Über eine Schädigung der Leber durch Giftstoffe, die über den Darm in die Leber gelangen, stellen sich häufig schwere Depressionen ein. Medikamente haben in solchen Fallen meistens keine heilende, sondern lediglich symptomlindernde Wirkung.

**Durchfall** wiederum kann die Folge einer akuten Beeinträchtigung des Verdauungssystems durch Gifte aus der Nahrung, aber sehr häufig auch Ausdruck einer seelischen Überbelastung sein. Nervosität, Angst vor Prüfungen usw. sind oft die Ursachen dafür.

Der Mechanismus funktioniert, vereinfacht ausgedrückt, folgendermaßen: Der Nahrungsbrei gelangt in den Magen, wird dort von der Magensäure zersetzt und in den Zwölffingerdarm eingeschleust.

In diesem fließen Säfte der Leber (Galle) und Bauchspeicheldrüse, die für eine weitere Aufbereitung der Nahrung sorgen. Dann nimmt der Darmabschnitt jene Stoffe auf, die der Körper benötigt.

Die Funktion des Darmes ist wie ein Muskel trainierbar. Bei geringer Beanspruchung wird der Darm schlaff, der Speisebrei wird langsamer als in einem leistungsfähigen Darm weiterbefördert.

Es kommt zu längeren Verweilzeiten des Speisebreis, der normalerweise innerhalb eines Tages durchgeschleust sein müsste.

Manche Menschen haben sogar mehr als eine Woche keinen Stuhlgang. Im derart »abgelagerten« Nahrungsbrei finden in der Folge Gärungsprozesse statt. Gärgase, die

Blähungen verursachen, entstehen; Giftstoffe werden in die Blutbahn aufgenommen, anstatt ausgeschieden.
Das Gift gelangt in die Leber, in das Entgiftungsorgan des Körpers. Einige Zeit hindurch kann die Leber auch diese Funktion ausüben. Irgendwann jedoch wird sie überlastet. Das Gift kann nun nicht mehr neutralisiert bzw. entfernt werden – andere Organe werden in Mitleidenschaft gezogen. So zum Beispiel das Nervensystem, das durch die Störung psychische Veränderungen hervorrufen kann.

Immer mehr Ärzte sehen die meisten Krankheitszustände nur als Folgeerscheinungen eines gestörten Stoffwechsels. Wie im Kapitel »Rheumatismus« (siehe Seite 47 ff.) schon angedeutet, gehen diese Mediziner davon aus, dass Giftstoffe aus der Nahrung die Beschwerden verursachen. Natürlich werden schwere Krankheiten trotzdem auch medikamentös oder chirurgisch behandelt werden müssen.

Eine Dauerlösung und wirksame Vorbeugung kann aber nur die Umstellung auf vernünftige Ernährung bringen. Alle Maßnahmen, die für einen geregelten Ablauf der Verdauungsvorgänge sorgen, sollen ja die Behandlung von Krankheiten nicht ersetzen, sondern sinnvoll ergänzen.

Eine ganze Industrie lebt davon, **stuhlregulierende Mittel** zu verkaufen. Abführmittel zeigen in den meisten Fällen sicher die gewünschte Wirkung, bringen aber meistens keine Heilung. Denn dem ohnedies bereits »träge« gewordenen Darm, der durch allzu leicht verwertbare Nahrungsmittel und chronischen Bewegungsmangel nicht mehr an »Arbeit« gewohnt ist, wird seine Funktion damit entzogen. Die Wirkung der Abführmittel besteht hauptsächlich darin, den Stuhl weicher und für das Darmrohr durchgängiger zu machen. Die logische Konsequenz ist eine weitere Erschlaffung des Muskelmantels rund um den Darm und eine zusätzliche Verschärfung der ohnedies schon schwierigen Situation.

Auch die unzähligen Rezepte für **»Gesundheitsdiäten«** können ballaststoffreiche Nahrung und Bewegung nicht ersetzen. Nur Maßnahmen, die die Wurzel des Problems erfassen, bewirken Heilung und damit eine Dauerlösung.

Fehleinschätzung der Situation führt auch in einem anderen Bereich zu grotesken Verhaltensweisen. Dass zwischen Verdauungsproblemen und einer Reihe von Hautkrankheiten (zum Beispiel unreiner Haut) ein enger Zusammenhang besteht, wird nur noch von wenigen Medizinern geleugnet.
Patienten, die unter Hautunreinheiten leiden, ziehen es dennoch vor, in der Kosmetik Zuflucht zu suchen, als den Körper einmal richtig zu entschlacken und damit einen wesentlichen Schritt zur Beseitigung des Übels zu tun.
Träge Verdauung und auch chronische Durchfallneigung (Colitis, Colon irritabile) sind vielfach allergisch, aber meistens doch psychosomatisch bedingt. Das heißt, die Seele nimmt auf das vegetative (unbewusste) Nervensystem größeren Einfluss, als man allgemein vermuten würde.

In diesem Punkt setzen die **chinesischen Heilmethoden** in erster Linie an. Sie sollen mithelfen, das Nervensystem wieder in Ordnung zu bringen, um reibungsloses Funktionieren der inneren Organe zu gewährleisten. Neben Diät und Bewegung sowie dem Streben nach psychischer Ausgeglichenheit durch regelmäßige Erholungsphasen ist auch die chinesische Selbstmassage ein wichtiger Baustein der Behandlung.

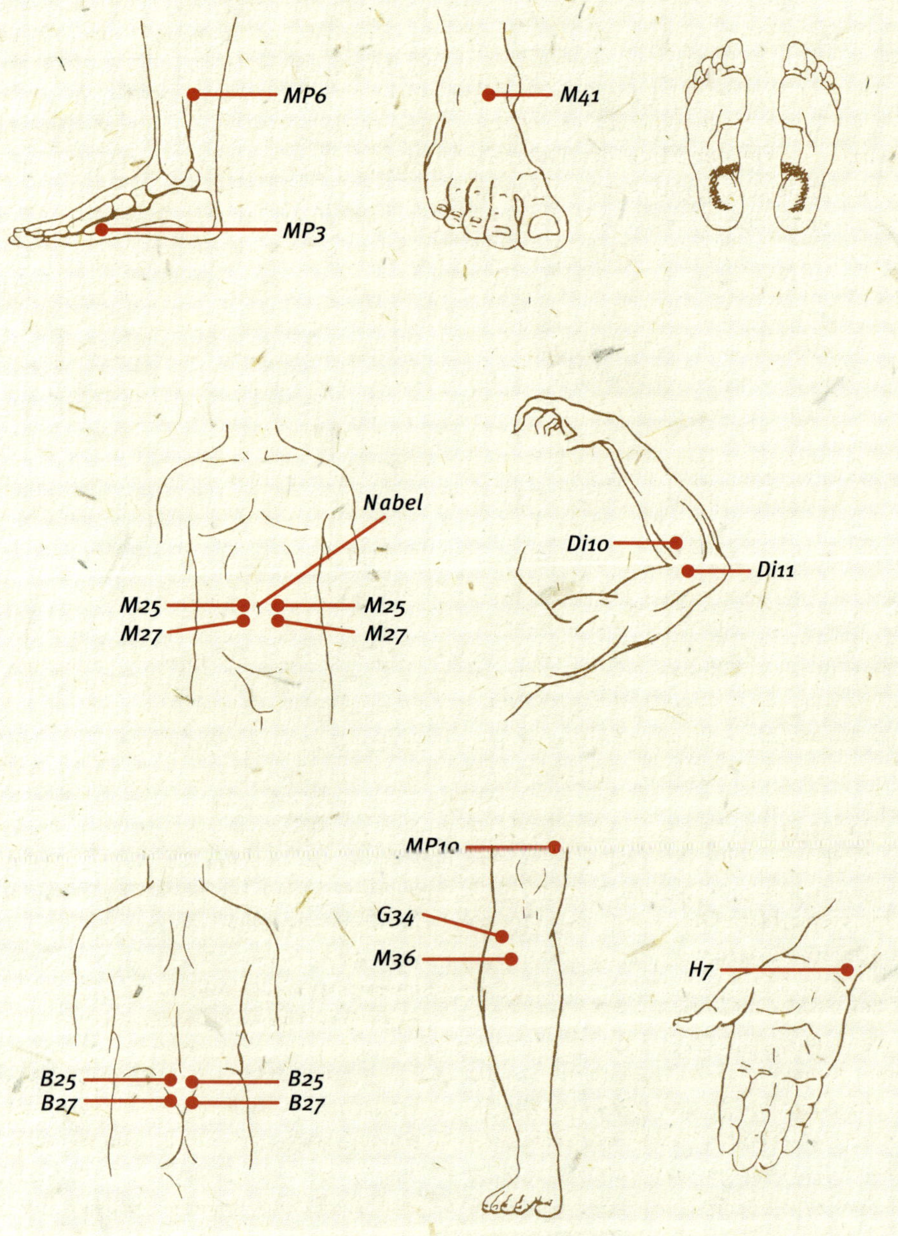


*Punkte bei Verstopfung und Durchfall*

**Folgende Punkte sind zu massieren:**
MP3 (knapp hinter dem Zehengrundgelenk am inneren Fußrand, in einem »Grübchen«.

Dieser Punkt wirkt sowohl gegen Verstopfung als auch gegen Durchfall und bewährt sich auch gegen Magenschmerzen und Blähungen), M41 (in der Mitte der Querfalte des Sprunggelenkes; gegen Zahnschmerzen, Kopfweh und Schmerzen im Sprunggelenk wirksam), M25 (zwei Querfinger seitlich des Nabels) sowie M27 (zwei Daumenbreit unter dem Punkt M25).

Die Punkte auf dem Bauch sollen nicht gedrückt, sondern zwischen Daumen und Zeigefinger gepresst werden. Jeweils 30 Sekunden lang drücken bzw. zusammenpressen. Behandeln Sie die Bauchpunkte gleichzeitig mit beiden Händen.

Betreiben Sie auch gegen Darmstörungen Akupressurgymnastik: Legen Sie die Mittelfinger auf die Punkte M27 und üben Sie leichten Druck aus. Während des Ausatmens wird der Oberkörper nach vor geneigt.

Dann die Daumen auf die Punkte B25 (seitlich des 4. Lendenwirbeldornfortsatzes) legen, einatmen und den Körper nach hinten neigen. Bei jeder Bewegung langsam von eins bis vier zählen. Die Übung muss mehrmals wiederholt werden.

Sehr gut wirkt eine Massage der Fußsohlen, die Sie gleich mit Bewegungstraining kombinieren können. Gezielt massieren Sie die Fußreflexzonen am besten wie folgt: Beginnen Sie auf der rechten Sohle im Bereich der Ferse mit dem Daumen wellenförmig entlang der Linie zu massieren, wechseln Sie nach einigen Minuten zur linken Sohle über und beginnen Sie an der Fußinnenseite. Diese Massage macht man am besten abends nach einem entspannenden Bad.

Jede Übung, die die Bauchmuskeln kräftigt, wirkt sich auch positiv auf die Verdauung aus. Ein paar einfache Beispiele: Flach auf den Rücken legen und beide Beine gleichzeitig aufheben, wobei versucht wird, den Oberkörper möglichst auf dem Boden zu halten. Dann hinsetzen, die Beine vom Boden abheben und 20-mal in der Luft, knapp über dem Boden grätschen.

Massieren Sie mit erwärmten Handflächen im Uhrzeigersinn mindestens 100-mal den Bauch. Beginnen Sie rechts unten, massieren Sie bis unter den Rippenbogen, dann waagrecht und schließlich auf der linken Seite wieder abwärts.

Sie verfolgen auf diese Weise den Verlauf des Dickdarmes und regen ihn zur stärkeren Eigenbewegung (Peristaltik) an.

Nun massieren Sie mit den Seiten der Zeigefinger etwa zwei Querfinger von der hinteren Mittellinie entfernt mit Auf- und Abwärtsbewegungen 20-mal das Kreuzbein.

Bei Durchfall empfiehlt sich auch der Punkt MP6 (vier Querfinger oberhalb des inneren Knöchels am hinteren Rand des Schienbeins). Der Punkt wird auch »Herr des Blutes« genannt, weil seine Stimulierung durchblutungsregulierende Wirkung im kleinen Becken und in der gesamten unteren Extremität hervorruft. Auch Appetitlosigkeit kann damit beeinflusst werden.

G34 (genau unter dem Wadenbeinköpfchen), M36 (eine Handbreit unter der Kniescheibe, einen Querfinger seitlich außen), Di11 (am daumenseitigen Ende der Ellbogenfalte), Di10 (zwei Querfinger unterhalb des Punktes Di11 auf dem Unterarm), sowie MP10 (führt den blumigen Namen »Meer des Blutes« und ist mit Hilfe eines Partners einfach zu finden).

Der Partner legt seine Hand auf Ihr Knie – rechte Hand auf rechtes Knie – die Daumenspitze zeigt dann genau auf den Punkt, der etwas oberhalb der Kniescheibe liegt.
Seine Wirkung entfaltet der Punkt auch bei Menstruationsstörungen und allergischen Hauterkrankungen.

### Ursachen von Verstopfung und Durchfall

- falsche Ernährung
- Stress
- Bewegungsmangel

Weitere Folge: ein Qi-Mangel der Milz *(Piqixu)*. Typisch ist dabei, dass der Patient nur wenig essen kann, nach dem Essen unter Blähungen und dünnem bis wässrigem Stuhl sowie Meteorismus (Blähsucht) leidet.

**So können Sie Abhilfe schaffen:**

- Umstellung der Ernährung
- Ballaststoffe mit viel Flüssigkeit
- regelmäßiges Kreislauftraining

Durch Bewegung stärken wir das Yang-Qi, in der Ruhe regeneriert sich Yin-Qi. Deshalb sind Bewegungsübungen seit alters her eine wichtige Maßnahme der Gesundheitspflege.

Neben der Stimulierung genannter Punkte sollte auch deren lokale Erwärmung mit Moxazigarren (oder normalen Zigaretten) versucht werden. Bei Fieber oder starken Krämpfen (die außerdem unbedingt von einem Arzt beurteilt werden müssen) ist allerdings davon abzuraten.

## Abschließend noch einige Ernährungstipps

Immer wieder wird als Ballaststoffzusatz zur Nahrung Weizenkleie empfohlen. Grundsätzlich ist dagegen nichts einzuwenden. Leider fehlt aber meist der Hinweis, dass die Kleie erst dann positive Wirkung entfalten kann, wenn sie im Darm aufquillt. Das wiederum ist nur bei reichlicher Flüssigkeitszufuhr möglich. Anderenfalls verklebt Kleie nur die Darmzotten und bewirkt ärgere Beschwerden als vorher.

Bei chronischer Verstopfung psychischen Ursprungs bewährt sich oftmals Baldriantee, dessen beruhigende Wirkung man ausnützt. Zwei Teelöffel zerkleinerter Wurzeln werden mit einem 1/4 l kaltem Wasser übergossen. Einen halben Tag stehen lassen, dann erwärmen und den Absud ungesüßt trinken.

Gegen Durchfall hilft Tee aus Brombeerblättern. Zwei gehäufte Teelöffel mit einem Viertelliter kochendem Wasser überbrühen. 15 Minuten ziehen lassen.

## Rheumatische Beschwerden

Rheumatismus ist eine echte Volkskrankheit, unter der seine Opfer erbarmungslos leiden und die den Staat jährlich Unsummen kostet. Denn Rheumakranke werden schon in relativ jungen Jahren arbeitsunfähig. Dazu kommen noch enorme Behandlungskosten.

Unter Rheumatismus werden verschiedenste Krankheitsbilder zusammengefasst. Arthritis (Gelenkentzündung), schwere Veränderungen an der Wirbelsäule *(Morbus Bechterew)*, chronische Muskel- und Sehnenschmerzen, rheumatisches Fieber, Gicht, wahrscheinlich auch Erkrankungen des straffen Bindegewebes (Lupus Erythematodes, Sklerodermie) gehören zur großen »Familie« der rheumatischen Leiden, deren Ursache noch immer als »nicht eindeutig erwiesen« in den medizinischen Lehrbüchern dargestellt wird.

Sicher haben auch wir den »Stein der Weisen« nicht gefunden, aber immer mehr Hinweise deuten doch darauf hin, dass all diese Beschwerden mit gestörtem Stoffwechsel zusammenhängen und sich auch von dieser Seite her bekämpfen lassen.

Der Name »Rheuma« leitet sich vom griechischen Wort für »Fluss« ab. Damit soll ausgedrückt werden, dass die Schmerzen meist nicht an Ort und Stelle bleiben, sondern oft nach kurzer Zeit in andere Körperregionen abwandern, um eventuell an den ursprünglichen Ort zurückzukehren.

Rund 20 Prozent der Menschen unserer Breiten leiden an Krankheiten, die unter den Begriff »rheumatisch« fallen. In Gegenden, in denen noch nicht die typische Zivilisationsernährung mit einem Übermaß an Fleisch, Weißmehl und Zucker eingeführt ist, kennt man derartige Beschwerden hingegen kaum.

Wir wollen uns zunächst mit chronischen Schmerzzuständen befassen, welche die großen Gelenke (Hüfte, Knie, Schulter) betreffen, ohne dass jedoch noch eine entzündliche oder degenerative Gelenkabnützung (Arthrose) festzustellen ist.

Davon ausgehend, dass das Krankheitsgebiet, bedingt durch die Wirkung von Stoffwechselschlacken infolge einer Fehlerernährung, schlecht durchblutet ist, helfen alle durchblutungsfördernden Maßnahmen. Niemals also Kälte! Jede Form von Wärme bringt Erleichterung, weil Wärme die Gefäße erweitert und so den Blutstrom in der Region fördert.

Wärmebehandlung mit Wickeln oder Packungen (Schrot-Packung: Weizenschrot mit einem Gemisch aus Wasser und Essig im Verhältnis 1 : 1 weich kochen und den Brei rund einen halben Zentimeter dick auf einen Leinenfleck streichen. Das Tuch nun heiß auf die schmerzende Stelle geben. Ein weiteres Tuch darüber legen und 2 Stunden einwirken lassen) unterstützt auch alle anderen Maßnahmen gegen Muskel- und Gelenkbeschwerden.

Sehr häufig ist die Erscheinung der »steifen Schulter«. Meist sind 40- bis 50-Jährige davon betroffen oder die Vertreter bestimmter Berufsgruppen (etwa Taxifahrer durch die ständige Zugluft beim Autofahren). Die Beschwerden verschlimmern sich meist bei Umschwung von warmem, trockenem zu kühlem und feuchtem Wetter.

Oft treten die Schmerzen so arg auf, dass der Betroffene auf der befallenen Seite gar nicht mehr liegen kann und unter schweren Schlafstörungen leidet. Der Bewegungsumfang ist stark eingeschränkt.

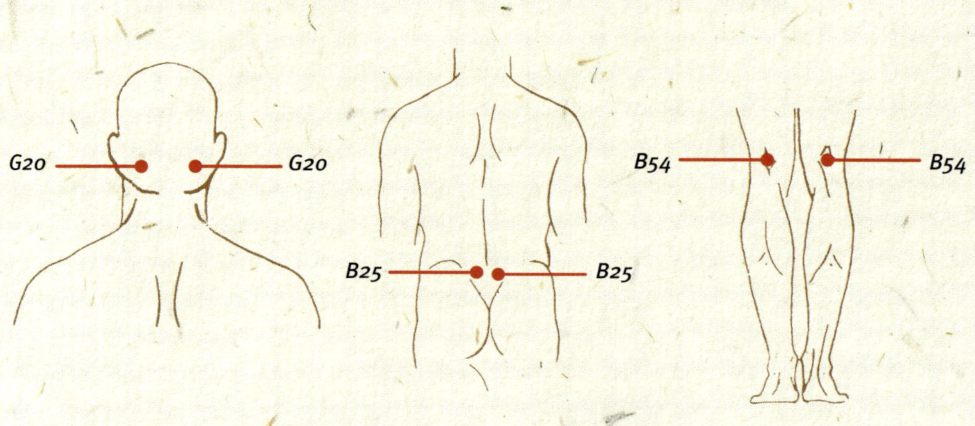


*Punkte bei rheumatischen Beschwerden*

Zur Behandlung, die ziemlich langwierig sein kann, gehören neben gezielter Gymnastik und Physiotherapie (Wasseranwendungen, Strombehandlung, Bestrahlung usw.) auch Akupunktur und als Zwischenlösung daheim Akupressur.

Zuerst erwärmen Sie die schmerzende Schulter, indem Sie einen Waschlappen in warmes Wasser tauchen und die Haut sanft abreiben. Die Schulterregion durch zarte Streichungen weiter aufwärmen. Nun vom Handgelenk her die Punkte **Di 14**, **Di 15**, **G 20**, **Lu 1**, **Di 11** und **Di 10** jeweils 20 Sekunden lang fest drücken.

Der Punkt **Di 14** – »Armmuskel« – liegt an der Außenseite des Oberarmes, am Rande des Deltamuskels.

**Di 15** wird »Schulterknochen« genannt und liegt seitlich am Schulterende. **G 20** »Windteich«: Scheint die Bezeichnung »Wind« in der chinesischen Medizin auf, so ist immer an rheumatische Beschwerden zu denken. Schmerzzustände, die bei Wetterveränderungen wie Kälte, Wind und Feuchtigkeit schlimmer werden oder in solchen Zeiten begonnen haben. Der Punkt ist leicht zu finden: Tasten Sie am Hinterkopf in der Nähe des Ohrläppchens zu einem Knochenvorsprung, der Warzenfortsatz *(processus mastoideus)* heißt.

Von hier aus gleitet der Finger etwas in Richtung Mitte und ertastet eine kleine Vertiefung – das ist der »Windteich«. Diese Punkte mit beiden Daumen gleichzeitig etwa eine Minute lang fest drücken (kann schmerzhaft sein). Er wird auch gegen Kopfschmerzen, Ohrensausen und Schlafstörungen benützt.

**Lu 1** ist – wie die Anfangsbuchstaben bereits andeuten – dem Lungenmeridian zugeordnet und liegt zwei Querfinger unterhalb des seitlichen Schlüsselbeinendes. Man übt 20 Sekunden lang starken Druck in Richtung der Oberarmknochen aus. Die Punkte **Di 10** und **Di 11** wurden schon beschrieben.

Zum Heilungsprogramm gehören auch aktive Bewegungen wie vorsichtiges, lockeres Schulterkreisen, Armkreisen oder »Ausschütteln« der gestreckten Arme bei rechtwinkelig gebeugtem Oberkörper.

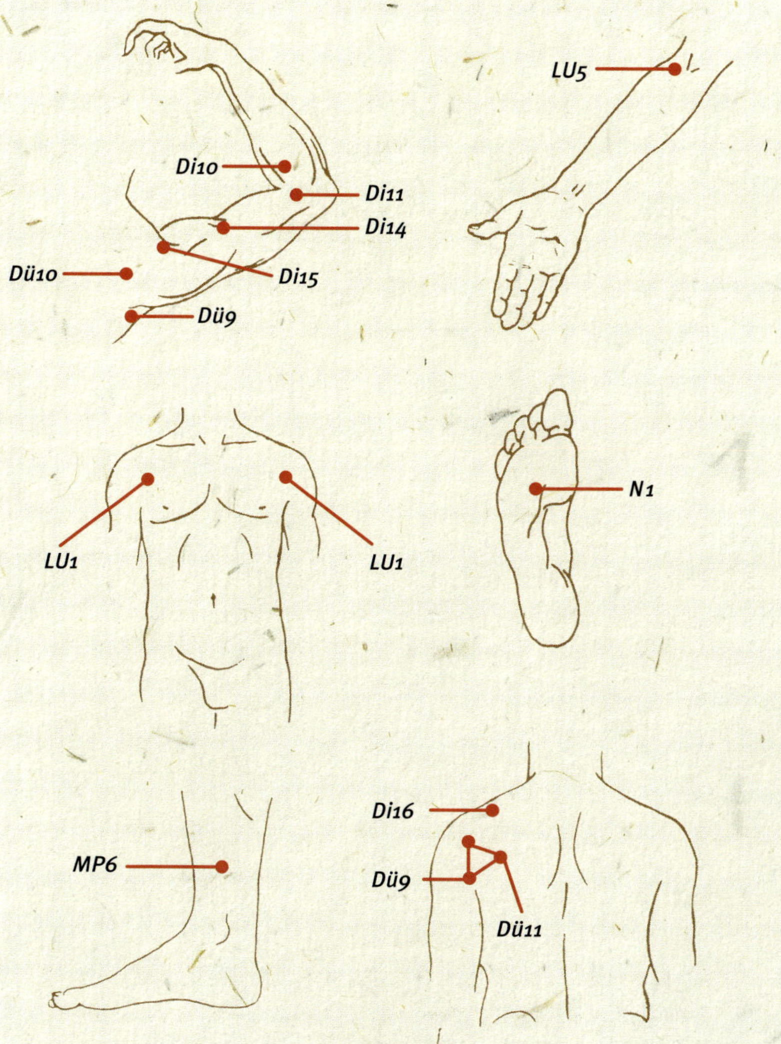


*Punkte bei rheumatischen Beschwerden*

Vorher empfiehlt sich noch eine Fußreflexzonenmassage:
Drücken Sie bitte die Punkte **N 1** und **MP 6** (vier Querfinger oberhalb der Spitze des Innenknöchels am Hinterrand des Schienbeines) je 30 Sekunden lang und bewegen Sie erst dann die Schulter in der angegebenen Weise. Sehr günstig wirkt sich zudem die lokale Erwärmung der Punkte **Dü 9** (bei herabhängendem Arm zwei Querfinger über dem oberen Ende der hinteren Achselfalte), **Dü 11** (genau in der Mitte des Schulterblattes) sowie der schon erwähnten Punkte **Di 10** und **Di 11** aus.

Schon vorbeugend massieren Sie mit der rechten Handfläche die linke Schulter etwa 100-mal mit kreisenden Bewegungen, dann analog dazu die rechte Schulter mit der linken Handfläche.

Bei Knieschmerzen sollte ein Arzt untersuchen, ob Abnützungen (Arthrosen) oder Bänderverletzungen (Seitenbänder, Kreuzband) bzw. eine Schädigung des Meniskus vorliegen. Können diese Ursachen ausgeschlossen werden, hilft wieder in erster Linie Wärme. Simple Umschläge mit einem in warmes Wasser getauchten Tuch können schon deutlich Erleichterung bringen.

Jeden Morgen sollten Sie sich bequem im »Türkensitz« hinsetzen und dann mit beiden Handflächen gleichzeitig 100-mal die Knie mit kreisenden Bewegungen massieren.

Mit Akupressur behandeln Sie den Punkt B 25, den Sie zwei Querfinger seitlich des 4. Lendenwirbelfortsatzes, also auf dem Rücken in Höhe des oberen Beckenrandes finden, 30 Sekunden lang fest drücken (besser, Sie ersuchen einen Partner darum). Die Behandlung dieses Punktes hilft auch gegen Darmstörungen wie Verstopfung und Durchfall sowie abnützungsbedingte Kreuzschmerzen.

Ein weiterer Punkt, der ebenfalls dem Blasenmeridian angehört, ist B 54. Er liegt in der Mitte der Kniekehlenquerfalte. Auch Stoffwechselstörungen können dadurch beeinflusst werden.

Auf dem Sektor der Fußreflexzonenmassage gibt es eine Stelle, die dem Kniegelenk zugeordnet ist. Sie liegt genau unterhalb des äußeren Knöchels, unten an der Fußkante. Massieren Sie hier kräftig einige Minuten lang mit dem Daumen, wobei Sie auf eine wellenförmige Bewegung achten sollten. Das heißt, der Daumen darf nie rechtwinkelig abgebogen, sondern muss immer schräg gehalten werden. Biegen Sie den Daumen zu stark ab, setzen Sie unerwünschterweise den Daumennagel ein und stören den flüssigen Bewegungsablauf der Massage.

**Apropos Bewegung:** Natürlich muss auch das Kniegelenk regelmäßig bewegt werden. Rad fahren, aber auch lockerer Lauf auf weichem Waldboden (für Stadtmenschen leider schwer zu organisieren) eignen sich sehr gut. Abbiegeübungen in warmem Wasser fördern nicht nur die Durchblutung, sie kräftigen auch auf schonende Weise die Muskulatur, die das Gelenk in seiner Funktion unterstützen soll.

Schon aus der Erwärmung jener Punkte, die nicht nur gegen Kniebeschwerden, sondern auch im Falle von Darmstörungen gedrückt werden können (B 25 und B 54) geht hervor, dass der Darm bei rheumatischen Erkrankungen eine zentrale Rolle spielt. Ist der Darmtrakt völlig gesund, treten Rheumabeschwerden kaum auf. Daher gilt es, auch mit der Ernährung auf den Darm Rücksicht zu nehmen, bzw. für dessen klaglose Funktion zu sorgen, auf ballaststoffreiche Nahrung ohne Zucker Wert zu legen. Sehr wichtig ist regelmäßiger Stuhlgang, der durch vernünftiges Essen und regelmäßige Bewegung gefördert wird.

Schmerzen im Bereich der Wirbelsäule haben auch oft mit Rheumatismus zu tun – wir wollen diesem Thema aber ein eigenes Kapital widmen.

## Kreuzschmerzen

Die Wirbelsäule bildet den Schwerpunkt des menschlichen Körpers. Sie besteht aus knöchernen Wirbeln und dazwischen gelagerten Knorpelringen (Bandscheiben), die Pufferfunktion erfüllen. Im Bereich des Kreuz- und Steißbeins sind die Wirbel allerdings miteinander verschmolzen. 7 Halswirbel, 12 Brustwirbel und 5 Lendenwirbel sind hingegen beweglich.

Das Rückgrat verfügt über mehrere Krümmungen. Festigkeit erhält dieser komplizierte Apparat durch starke Bänder und Muskeln. Letztere wirken wie ein natürliches Korsett. Das ist deshalb notwendig, weil vor allem auf dem unteren Teil der Wirbelsäule das gesamte Gewicht des Rumpfes lastet.

Lendenwirbelsäule und Kreuzbein sind die statisch und mechanisch am meisten beanspruchten Teile. Kein Wunder, dass Schäden und damit Schmerzen besonders häufig im Bereich des Überganges von der Brust- zur Lendenwirbelsäule auftreten. An dieser Stelle wirken sich Drehbewegungen am stärksten aus.

Störungen haben eine ganze Reihe von möglichen Ursachen: Rheumatische Schmerzen stehen wahrscheinlich an erster Stelle. Schlechte Haltung und einseitige Belastung lösen entweder erneut Schmerzen aus oder verschlimmern bereits bestehende Beschwerden. Überbeanspruchung durch einseitigen Sport ist besonders schädlich – etwa bei Tennisspielern, Leichtathleten (Diskuswerfen, Hammerwerfen, Kugelstoßen, Speerwerfen), aber auch bei Golfspielern.

Das bedeutet nun nicht Ablehnung der genannten Sportarten – der Athlet soll sich nur darüber im Klaren sein, dass vor allem für die Wirbelsäule ausgleichende Gymnastik mit entsprechenden Gegenbewegungen zur üblichen Belastung wichtig sind. Nur so kann späteren Schäden rechtzeitig vorgebeugt werden.

Neben der Überbelastung führt auch das Gegenteil davon zu Störungen: Wer nie Sport betreibt, wird die Erfahrung machen, dass seine Muskeln mit zunehmendem Alter schlaff und leistungsuntüchtig werden. Jungen Menschen fällt dies selten auf.

Dabei könnten rechtzeitige Gegenmaßnahmen Schmerzen in so vielen Fällen verhindern. Bei Bewegungsfaulen verkümmern nämlich nicht nur Arm- und Beinmuskeln – auch das Muskelkorsett der Wirbelsäule wird immer schwächer. So entstehen stärkere Krümmungen, als die Natur vorgesehen hat.

Nicht zu vergessen sind noch Erkrankungen von Nieren, Darm, Gebärmutter usw., die sich in Kreuzschmerzen äußern können. Schlechte Haltung ist überdies oft eine Ausdrucksform psychischer Missempfindung (Depression). Traurige Menschen nehmen eine ganz typische, vor allem im Bereich der Halswirbelsäule gebeugte Haltung ein, die Schultern hängen vor.

Rückgratschmerz kann örtlich beschränkt bleiben, aber infolge von »Beleidigung« der aus der Wirbelsäule austretenden Nerven auch in Arme und Beine ausstrahlen. Tritt ziehender Schmerz im Oberschenkel, der bis über die Knie, ja sogar bis zu den Zehen reichen kann, auf, so spricht man im Volksmund von »Ischias« und meint eine Störung des dicksten Nervs im Körper, des nervus ischiadicus.

Setzen derartige Schmerzen akut ein, muss unbedingt ein Neurologe oder Orthopäde aufgesucht werden, weil ein so genannter

Bandscheibenvorfall die Ursache sein kann. Hier besteht Lähmungsgefahr! Die Bandscheibe ist entweder verschoben und drückt auf die Nerven oder es kommt zum Riss des derben Bandringes und die weiche Masse im Kern der Bandscheibe tritt aus. Ohne rasche Behandlung kann lebenslanges Siechtum drohen.

Im Zusammenhang mit Kreuzschmerzen haben wir mit chinesischen Methoden drei Angriffspunkte: Vorbeugung, Schmerzlinderung in chronischen Fällen und Kräftigung der Eingeweidefunktion (Darm- und Sexualorgane).

Zur Vorbeugung bedienen wir uns also durchaus westlicher Maßnahmen. Der Anfang sollte schon richtige Sitzhaltung sein – kontrollieren Sie diese sowohl im Büro als auch daheim – vor dem Fernsehapparat. Bevorzugen Sie harte Sessel mit geraden Lehnen und unbedingt auch »harte« Betten. Wenn die Betteinlage bereits durchgelegen ist, lassen Sie vom Tischler ein auf das Rahmenmaß zugeschnittenes Bett liefern. In den meisten Fällen ist es möglich, ein Brett unter die Matratzen zu schieben. Sie werden staunen, wie gut Sie trotzdem schlafen und wie rasch sich aber auch Ihre Kreuzbeschwerden bessern.

**Prof. Willi Dungl** hat Duschgymnastik empfohlen. Lassen Sie die Wirbelsäule täglich 5 Minuten lang mit warmem Wasser anprasseln, führen Sie dann noch unter der Brause gymnastische Übungen durch – immer locker bleiben. Selbst der Vorgang des Abtrocknens kann in das Hilfsprogramm eingebaut werden. Führen Sie mit dem Handtuch, das Sie in beide Hände nehmen, waagrechte und diagonale Reibbewegungen auf dem Rücken durch. Das fördert die Durchblutung und stärkt außerdem die Muskulatur.

Auch im Alltag haben Sie oft die Möglichkeit, vorbeugende Gymnastik zu betreiben. Wenn Sie durch eine Tür treten, vergessen Sie beispielsweise nicht, mit den Händen abwechselnd so hoch wie möglich über den Rahmen zu greifen – so als hätten Sie die Absicht, Kirschen vom Baum zu holen.

Falls Sie an einem Schreibtisch sitzen, lassen Sie absichtlich öfter etwas fallen (Bleistift, Radiergummi usw.) – je häufiger Sie sich nach verschiedenen Richtungen bücken müssen, desto besser für Ihre Wirbelsäule.

Für zu Hause gibt es noch **einige gezielte Übungen:**
Legen Sie sich auf den Rücken und bringen Sie die gebeugten Knie bis zum Bauch. Fassen Sie nun mit beiden Händen die Knie und richten dann den Oberkörper so weit wie möglich auf. Legen Sie die Unterschenkel auf das Bett und strecken nun den ganzen Körper so durch, dass das Gesäß möglichst weit vom Boden weg kommt. Bei der Streckbewegung einatmen, beim Heruntergeben ausatmen.

Auch **Schwimmen** dient der Vorbeugung. Für die Gesundheit ist Rückenschwimmen wesentlich günstiger als etwa Brustschwimmen.

Vor allem bei bereits bestehenden Schmerzen soll der Körper möglichst flach auf dem Wasser liegen und nicht wie beim Brustschwimmen stark durchgebogen sein. Schließlich schadet auch zu tiefe Wassertemperatur. Wer aus Gesundheitsgründen schwimmt, sollte Wasser mit mindestens 26 Grad Celsius wählen; durch die Kälte verkrampfen sich die Muskeln.

All diese Maßnahmen können durch **chinesische Massage** unterstützt werden; Schmerzzustände lassen sich noch leichter beseitigen.

Vor der Massage soll die Stelle erwärmt werden (entweder durch Duschen oder mit Hilfe eines feuchtwarmen Handtuches). Massieren Sie die Kreuzregion so, dass vier Finger der Hand neben der Wirbelsäule leichte Streichbewegungen auf- und abwärts durchführen. Erst großflächig massieren, dann mit vibrierenden Bewegungen kräftiger aufdrücken. Führen Sie auf diese Weise die Massage entlang der beiden Blasenmeridiane durch (diese liegen zwei bzw. vier Querfinger seitlich der Mittellinie des Rückens). Dann wieder mit der ganzen Handfläche massieren.

Zum Schluss massieren Sie noch einige lokale Punkte: **B 25** (zwei Querfinger seitlich des 4. Lendenwirbelfortsatzes, in Höhe des oberen Beckenrandes), **B 23** (»Zustimmungspunkt der Niere« – er liegt in Höhe des 2. Lendenwirbelfortsatzes, zwei Querfinger seitlich der hinteren Mittellinie. Den 2. Lendenwirbelfortsatz finden Sie, wenn Sie vom 4. Fortsatz auf Höhe des oberen Beckenrandes noch zwei Erhöhungen nach oben zählen.

Die Niere hat übrigens in der traditionellen chinesischen Medizin eine Schlüsselfunktion als Organ, das unsere »Lebensenergie« speichert. Von den Nieren gehen Vitalität und Potenz aus, sie dienen demnach nicht nur der Harnausscheidung. Bei Potenzstörungen werden die der Niere zugeordneten Zonen immer von chinesischen Heilern berücksichtigt) und **B 47** (liegt auf gleicher Höhe wie **B 23**, nur statt zwei Querfinger vier Querfinger von der Mittellinie entfernt). Unmittelbar darauf soll die verspannte Bauchmuskulatur vom Nabel bis zum Schambeinoberrand massiert werden.

Nach dieser lokalen Massage folgt die ziemlich schmerzhafte Fußreflexzonenbehandlung. Die entsprechende Zone finden Sie auf der Fußsohleninnenkante, also vom Zehenballen weg bis zur Ferse. Je nach Lokalisation der Beschwerden im Rückgrat werden auch auf der Fußsohle einzelne Abschnitte besonders schmerzempfindlich sein.

Am besten lässt man diese Behandlung von einem geschulten Masseur durchführen. Massiert wird so lange, bis der Schmerz bei gleich bleibendem Druck deutlich nachlässt.

Die Wirbelsäule und die Organe des Körpers spiegeln sich auch im Bereich der Ohrmuscheln wider. Diese Erkenntnis macht sich die so genannte Auriculotherapie zunutze.

Akupunkteure erzielen durch Einstechen der Nadeln in bestimmte Punkte auf dem Ohr beeindruckende Erfolge.

Auch Sie können bei örtlichen Wirbelsäulenschmerzen das Ohr zur Behandlung heranziehen. Betasten Sie die Ohrmuschel kräftig mit Daumen und Zeigefinger – dort, wo der Druck als schmerzhaft empfunden wird, massieren Sie 30 Sekunden lang.

Gegen chronische Beschwerden hilft Druck auf die Punkte **M 36** (eine Handbreit unter der Kniescheibe, einen Querfinger seitlich nach außen) und **G 34** (genau unter dem Wadenbeinköpfchen, kann aber auch etwas davor oder dahinter liegen; besonders druckempfindlich bei Muskel- und Sehnenbeschwerden sowie Störungen der Gallenblase).

Auch die lokale Erwärmung der Punkte **B 23**, **B 47**, **B 25**, **LG 4**, **M 36** und **LG 14** ist erfolgversprechend.

Nun wollen wir uns noch kurz mit dem **Ischiasschmerz** beschäftigen. Er zieht – wie erwähnt – häufig bis in die Beine und gibt dadurch zu Fehldiagnosen Anlass. Neben Muskelverspannung und Schäden des Skelettes (Verkrümmungen) können auch Infektionskrankheiten Schuld an »Ischias« tragen.

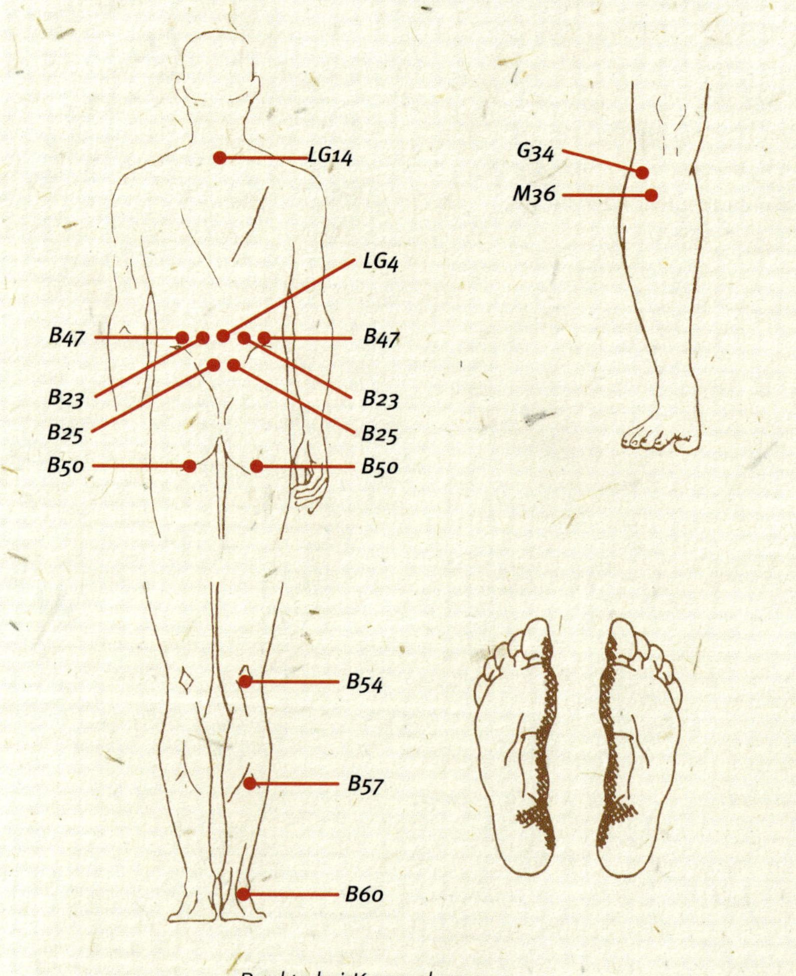


Punkte bei Kreuzschmerzen

Nicht selten kündigt sich eine Grippe durch starke Kreuzschmerzen an. Eitrige Zähne, Mandeln, Nebenhöhlen usw. können ebenso den Nerv reizen wie Beckengeschwüre, Alkohol und Nikotin.

Wer sich lange auf einen kalten Stein setzt (womöglich erhitzt nach einer Wanderung), muss mit entzündlichen Veränderungen des Ischiasnervs und daher mit Schmerzen rechnen. Vor allem Frauen leiden unter diesen Beschwerden durch chronische Verstopfung und verlagerte Gebärmutter. Gicht und Rheuma sind weitere mögliche Auslöser.

Wer zu Ischiasbeschwerden neigt, soll auf warme Füße achten. Regelmäßige heiße Fußbäder sind ein gutes Mittel zur Vorbeugung.

Liegt laut ärztlicher Diagnose nur verspannte Muskulatur vor, so helfen neben den eingangs beschriebenen Maßnahmen für die ganze Wirbelsäule einige spezielle **Entlastungsmethoden.** Stützen Sie sich mit beiden Armen z. B. zwischen 2 Tischen ab und lassen die Beine locker baumeln. Die Wirbelsäule wird auf diese Weise sanft gestreckt, der Nerv vom Druck der harten Muskeln befreit, weil die Muskulatur durch den zu harten Dehnungsreiz nur noch mehr verspannt.

Im Falle einer Ischialgie ergänzen Sie das bereits beschriebene Programm durch Druck auf die Punkte B 60 (zwischen Außenknöchel und Achillessehne – laut Prof. Bischko ein wichtiger Punkt gegen alle Schmerzen) und B 50 (in der Mitte der Gesäßquerfalte).

Ischiaskranke sind hier ohnedies sehr schmerzempfindlich, sodass der Punkt leicht zu finden ist. Die Druckempfindlichkeit kann so weit gehen, dass der Kranke nicht lange sitzen kann, ohne Schmerzen zu bekommen. Beim Sitzen drückt nämlich oft der Sesselrand genau auf den Ischiasnerv.

Auch der Punkt B 57 eignet sich für Selbstbehandlung gegen Ischiasschmerz. Der Punkt wird »Bergstütze« genannt. Sie finden ihn auf folgende Weise: Strecken Sie den Fuß kräftig nach vor – es entsteht in der Wadenmitte eine Delle, in der der gesuchte Punkt B 57 liegt. Hier drücken Sie auch bei Wadenkrämpfen nach einem Lauftraining.

Die Beschwerden treten erfahrungsgemäß dann auf, wenn man schon lange Zeit nicht mehr trainiert hat. Es ist daher wichtig, den Körper vorsichtig aufzubauen. B 57 wirkt auch gegen Schmerzen im Lendenbereich sowie gegen Beschwerden, die bei Hämorrhoiden auftreten.

Die genannten Punkte werden zuerst leicht, dann allmählich kräftiger punktförmig massiert, jeweils etwa 30 Sekunden lang.

Nach der Akupressur sollte man den gesamten Blasenmeridian mehrmals streichen, besonders dort, wo die Beinmuskulatur stark verspannt ist. Meistens werden die Schmerzen schon durch diese Maßnahme deutlich geringer. Besonders schmerzempfindliche Punkte können Sie lokal erwärmen und damit ebenfalls gute Erfolge erzielen.

Der Blasenmeridian (Seite 10 f.) verläuft auf dem Rücken in zwei Bahnen (von einem Partner massieren lassen): Eine Bahn liegt zwei Querfinger, die andere vier Querfinger von der Mittellinie entfernt.

Die Bahnen ziehen dann weiter über die Hinterseite der Oberschenkel, überkreuzen einander dort und laufen in der Kniekehle wieder zusammen. Von hier zieht nur noch eine Bahn über die Wade in Richtung des äußeren Knöchels. Die Hinterseite der Beine kann man durchaus selbst massieren.

### Gezielte Übungen gegen Kreuzschmerzen

- Begießen Sie die Wirbelsäule täglich 5 Minuten lang mit warmem Wasser und führen Sie unter der Brause gymnastische Übungen durch.
- Strecken Sie sich öfter so hoch wie möglich – als ob Sie Früchte von einem Baum holen würden.
- Lassen Sie während sitzender Arbeit öfter absichtlich etwas fallen – je häufiger Sie sich bücken, desto positiver für die Wirbelsäule.
- Schwimmen hat vorbeugende Wirkung. Das Wasser sollte mindestens 26 °C haben. Bevorzugen Sie Rückenschwimmen!

# Übergewicht

Alle Österreicher wiegen insgesamt um rund 20 Millionen Kilogramm zu viel. Diesen Wert hat der Wiener Sozialmediziner Univ.-Prof. Dr. Michael Kunze einmal auf Grund statistischer Unterlagen errechnet. Eine Zahlenspielerei, die sich natürlich ebenso gut auf deutsche oder Schweizer Verhältnisse übertragen lässt. Bis zu zehn Kilo über dem Normalgewicht sind für den organisch gesunden Menschen nicht bedrohlich. Mehr als das stellt jedoch einen Hauptrisikofaktor für Herzinfarkt, Zuckerkrankheit, Hirnschlag, Gefäßleiden, Impotenz und schwerste Verdauungsstörungen dar.

## Was versteht man nun unter dem Normalgewicht?

Seit jeher versuchen Fachleute dafür eine allgemein gültige Aussage zu treffen. Wir vertreten die Ansicht, dass das nicht möglich ist. Wir müssen den Menschen als Einzelwesen betrachten – mit jeweils verschiedenen körperlichen Voraussetzungen.

»Körpergröße minus 100« – auf diese simple Formel lässt sich die Beziehung »Normalgewicht« kaum bringen. Die Angabe kann allerdings als grobe Richtlinie dienen, wenn man andere Faktoren ebenfalls berücksichtigt: Vererbung (wer von der Anlage her schlank sein müsste, aber bei geringer Körpergröße 100 Kilo wiegt, muss anders beurteilt werden als jemand, dessen Körperbau höheres Gewicht bedingt) und auch eventuelle seelische oder körperliche Störungen sind zu bedenken.

Jeder Mensch hat sein eigenes Normal- bzw. Idealgewicht. Stark übergewichtige Menschen fühlen sich erfahrungsgemäß nicht besonders wohl. Dieses »Sich-Wohlfühlen« ist aber das entscheidende Kriterium. Ständige Müdigkeit, Potenzschwäche, übermäßige Schweißbildung – all das sind Anzeichen für zu hohes Körpergewicht. Zeigt hingegen jemand den Ansatz zu einem kleinen »Bauch«, ist jedoch restlos gesund und fühlt sich »pudelwohl«, so besteht kein Grund für eine Gewichtsreduktion.

Uns geht es weniger darum, Ihnen nun eine chinesische Wunderdiät anzupreisen – die gibt es nicht. **Wir wollen die Voraussetzungen für gezieltes Abnehmen verbessern.**

Von der seelischen Seite (»Fresslust« kann mit chinesischen Methoden recht gut eingedämmt werden) und über eine Ankurbelung des Verdauungssystems, das bei übergewichtigen Menschen meistens nicht gut funktioniert.

Alle »Wunderkuren« haben sich im Zusammenhang mit der Gewichtsabnahme auf Dauer als völlig sinnlos erwiesen. Eine Diät mit Abnahmegarantie zu kreieren, stellt überhaupt keine Schwierigkeit dar. Essen Sie drei Wochen nur Weintrauben und Kaviar oder Kartoffeln und Karotten oder vielleicht Rindfleisch mit Schlagobers (-sahne). Sie werden in jedem Fall stark Gewicht verlieren.

Zum einen auf Grund der (ungesunden) einseitigen Ernährung, andererseits, weil Sie die vorgeschriebenen Speisen nach kurzer Zeit schon nicht mehr »riechen« können.

Haben Sie dann nach mühsamen drei, vier oder mehr Wochen zehn oder manchmal sogar noch mehr Kilo »abgespeckt«, stürzen Sie sich erfahrungsgemäß mit schier unstillbarem Heißhunger auf alles Essbare – wenn es nur anders schmeckt als die Diät. Prophetische Gaben sind nicht erforderlich, um die

Folgen vorauszusagen: Schon nach kurzer Zeit haben Sie Ihr früheres Gewicht erreicht. Ähnliches gilt auch für andere, wesentlich genauer zusammengestellte **Diätkuren,** die allesamt den Nachteil besitzen – man kann sie nicht auf Dauer durchführen.

Nur dann aber bestünden echte Chancen, das Wunschgewicht auch zu halten. Ernährungsmaßnahmen müssen auf eine dauerhafte Änderung der Essgewohnheiten abzielen.

Diät ist etwas für kranke Leute, wobei auf die individuelle Situation Rücksicht genommen werden muss. Gesunde übergewichtige Menschen können grundsätzlich alles essen – das allerdings mit Vernunft.

## Die Nahrung als Mosaik

Fehlt nur ein einziger Baustein, ist dieses Mosaik nicht mehr komplett. Die Bausteine der Nahrung sind Kohlenhydrate, Eiweiß, Fett sowie Vitamine und Mineralstoffe (Natrium, Kalzium, Kalium, Eisen, Kupfer, Jod usw.).

Fehlen Bestandteile, so kann die Nahrung ihre Funktion, den Aufbau des Körpers zu besorgen und Energie zu liefern, nicht mehr optimal erfüllen. Besteht hingegen ein Überschuss, wird dieser entweder ausgeschieden oder in »Depots« gespeichert. Alle Hauptbestandteile – Kohlenhydrate, Fett und Eiweiß – sind umwandelbar.

Körperspeck entsteht nicht nur durch zu üppigen Genuss von Fett. »Mehlspeis-Tiger« (Leute, die sich hauptsächlich von Kohlenhydraten ernähren) setzen Fett genauso rasch an. Die »Energiezufuhr« sieht in den westlichen Ländern wie Österreich und Deutschland viel zu gut aus.

Internationale Ernährungsspezialisten schätzen, dass in diesen Nationen um etwa 27 Prozent zu viel Energie »getankt« wird. Dieser Überfluss oder Überschuss steht in ganz klarer Beziehung zu zahlreichen schweren Gesundheitsstörungen.

## Der Maßnahmenkatalog enthält drei Punkte

1. Verminderte Zufuhr von »Brennstoff« (am besten nach dem Schema »Schlank ohne Diät«, bei dem es um kontrollierte Nahrungsaufnahme im Sinne einer vielseitigen, aber mengenmäßig geringen Ernährung geht). Radikalkuren, die der Bekämpfung einer bereits bestehenden Krankheit dienen, sind immer ärztlich zu überwachen!
2. Mehr körperliche Bewegung. Vernünftiges Kreislauftraining, wobei keine Ausreden wie Zeitmangel, keine Gelegenheit usw. gelten. Sie können schließlich auch daheim laufen (etwa auf einer genoppten Gummimatte), regelmäßig Stiegen steigen anstatt den Aufzug zu benützen und möglichst viele Wege zu Fuß zurücklegen.
3. Methoden aus der chinesischen Heilkunde, die darauf abzielen, die Verdauung anzuregen und den Drang nach ständiger Nahrungsaufnahme herabzusetzen. Zusätzlich wird eine Verbesserung der seelischen Situation angestrebt, weil viele nur aus Nervosität oder wegen psychischer Unausgeglichenheit zu viel essen.

**Zu Punkt 1:**
Gewöhnen Sie sich an, alles, was Sie essen, aufzuschreiben (Menge, Kalorien- oder Joulezahl der Mahlzeit, die Werte entnehmen Sie bitte den beiden im Kneipp-Verlag erschienenen Tabellen »Kalorien-Fibel« I und II). Nach einer Woche jeweils Bilanz ziehen.

Streben Sie nun über kleine Änderungen, z. B. statt einer Mahlzeit zwischen Frühstück und Mittagessen einen Apfel, zur Jause statt Mehlspeisen eine Scheibe Vollkornbrot, abends keine Hauptmahlzeit mit mehreren Gängen (streichen Sie wenigstens Vor- und Nachspeise, essen Sie nicht spät abends), Verzicht auf Naschereien während des Fernsehens (trinken Sie schluckweise immer wieder Wasser) – eine Reduktion der wöchentlichen Kalorien- bzw. Joulezahl an.

Kontrollieren Sie wöchentlich das Gewicht – mehr als maximal einen halben Kilo pro Woche sollen Sie nicht abnehmen!

**Zu Punkt 2:**
Der »Körperofen« brennt umso schneller, je mehr der Mensch den Kreislauf in Schwung bringt.

Zwischen Übergewicht und mangelnder Bewegungsfreude besteht eine enge Wechselbeziehung. Dieser Kreislauf muss einmal durchbrochen werden – raffen Sie sich einmal zu einer sportlichen Betätigung, die Ihnen Freude bereitet, auf.
Schon nach ganz kurzer Zeit steigt die Bereitschaft, den Körper zu bewegen, von selbst.

Wenn Sie Sport regelmäßig betreiben, haben Sie bereits den Kampf gegen das Übergewicht gewonnen!

**Zu Punkt 3:**
Gehen Sie dazu über, jeden Tag Ganzkörpermassage zu betreiben.
Nehmen Sie ein angenehm warmes und entspannendes Bad und streichen Sie mit einer Bürste (Naturborsten) oder mit den Fingern friktionierend vom Nacken her den Rücken entlang bis zum Steißbein. Bitten Sie am besten den Partner, Ihnen dabei behilflich zu sein.

Legen Sie sich anschließend auf den Rücken, geben Sie eine Hand auf den Bauch und massieren Sie nun leicht 100-mal im Uhrzeigersinn und genauso oft dagegen rund um den Nabel.

Dann werden sowohl Schulter als auch Fußsohle links und rechts mit der Handfläche je 36-mal kreisförmig massiert.

## Drücken Sie nun folgende Punkte

**KG 17** – er liegt zwischen den Brustwarzen genau in der Mitte des Brustbeines und gilt als so genannter »Meisterpunkt für die Atmung«.

**KG 12** – diesen Punkt finden Sie, indem Sie vom Brustbein bis zum Nabel eine Linie denken. Halbieren Sie nun die Strecke zwischen Nabel und unterem Ende des Brustbeines (Schwertfortsatz). Genau in der Mitte liegt der Punkt **KG 12**. Er heißt auch »Mittlerer Kanal«.

**KG 12** hat entscheidende Bedeutung für die Verdauung – bei chronischen Magenbeschwerden ist dieser Punkt oft besonders empfindlich. Schon leichte Massage bringt meistens rasch Erleichterung.

Der Zusammenhang mit der Reduzierung des Hungergefühls ist wie folgt erklärbar: Die Stärkung der Verdauungsfunktion sorgt dafür, dass die für den Körper wichtigen Substanzen aus der Nahrung besser aufgenommen werden.

Der »Körpercomputer«, der uns mitteilt, wie viel wir essen müssen, um ausreichend mit Aufbaustoffen versorgt zu sein, kann darauf reagieren. Haben wir genügend an Nahrungsbausteinen erhalten, so lässt das Hungergefühl beim gesunden Menschen automatisch nach.

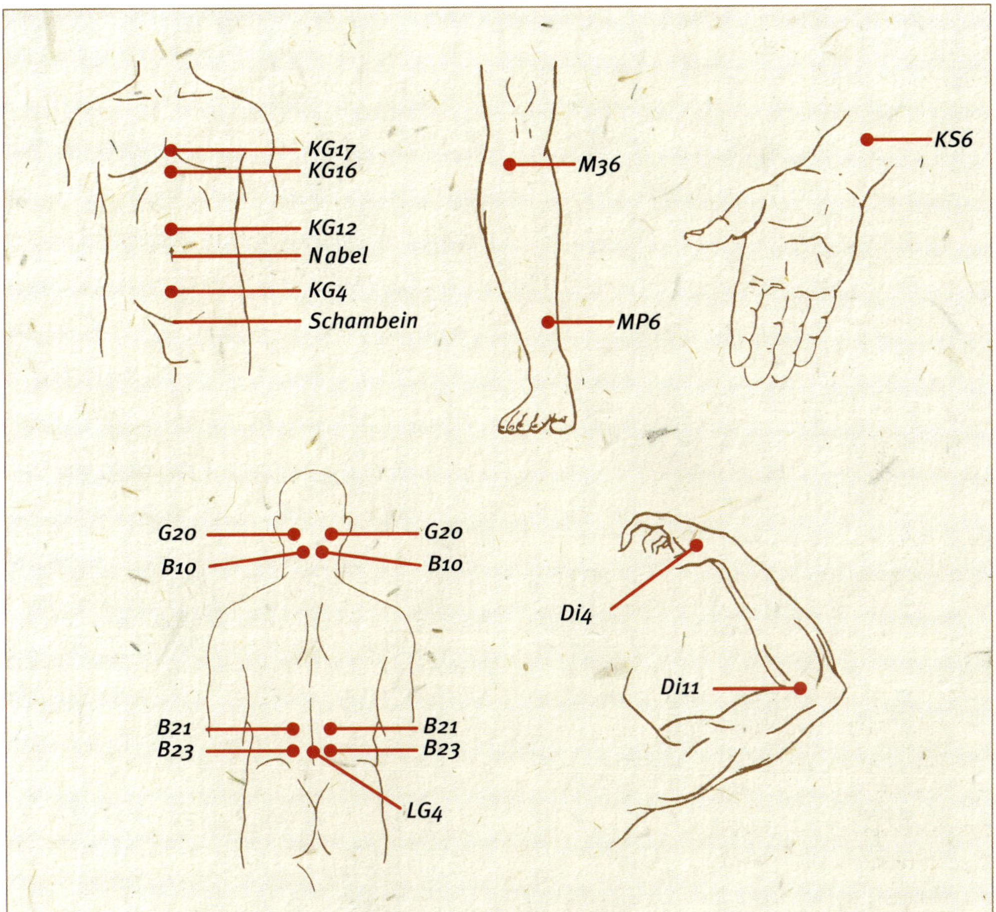


*Punkte bei Übergewicht*

**KG 12** findet auch gegen zu niedrigen Blutdruck aus ähnlichem Grund Anwendung: Bekommt der Körper durch gut funktionierende Verdauung genügend Energie, so fällt Energiemangel als Ursache des Unterdruckes weg. **Di 11** liegt in der Ellbogenfalte (Arm leicht anwinkeln) am daumenseitigen Ende.

**M 36** – ein häufig verwendeter Punkt, der »Drei Meilen des Fußes« genannt wird. Er befindet sich eine Handbreit unter der Kniescheibe, einen Querfinger seitlich außen. **M 36** wird zur Kräftigung bei körperlichen und seelischen Erschöpfungszuständen gedrückt.
Angeblich »dopten« die Chinesen durch Akupunktur dieses Punktes ihre Soldaten, wenn diese lange Märsche zurückzulegen hatten. Vielleicht auch für müde Sportler unserer Breitengrade zur Aufputschung geeignet?

**MP 6** liegt eine Handbreit über dem inneren Knöchel, am Hinterrand der Schienbeinkante.

**B21** – er liegt zwei Querfinger seitlich der hinteren Mittellinie in Höhe des Dornfortsatzes des 12. Brustwirbels.

**Di4** – befindet sich auf dem Handrücken zwischen dem 1. und 2. Mittelhandknochen. Wenn Sie Daumen und Zeigefinger fest gegeneinander pressen, entsteht ein Muskelwulst. Drücken Sie auf den höchsten Punkt dieses Muskelwulstes und Sie stimulieren bereits den Punkt »Dickdarm 4«.
Sollten Sie auf Grund bereits bestehender gesundheitlicher Störungen eine Diät verschrieben erhalten haben, diese aber nicht konsequent durchführen, dann verwenden Sie neben regelmäßiger Ganzkörpermassage noch folgende Punkte:

**KS6** heißt »innerer Schranken« und liegt zwei Querfinger oberhalb der inneren Handgelenkquerfalte, in der Mitte zwischen Elle und Speiche. Dieser Punkt wirkt sich positiv auf die Psyche aus und hilft zudem gegen Müdigkeit und Brechreiz.
Falls Kopfschmerz auftritt, drücken Sie bitte die im entsprechenden Kapitel (Seite 22 ff.) beschriebenen Punkte der »Sonne« (Taiyang – ein Fingerbreit vom seitlichen Rand der knöchernen Augenbegrenzung nach hinten).

**G20** – heißt »Windteich« und liegt etwas innerhalb des so genannten Warzenfortsatzes auf dem Hinterkopf (diesen Knochenvorsprung tasten Sie hinter dem Ohrläppchen).

Im Zusammenhang mit Übergewicht treten sehr häufig Potenzstörungen auf.

Da hilft Stimulierung durch Druck oder Erwärmung mit der Moxazigarre (oder normaler Zigarette, die Sie so nahe an den Punkt halten, dass Sie die Hitze spüren, sich aber nicht verbrennen) folgender Punkte:

**LG4** – liegt unter dem Dornfortsatz des 2. Lendenwirbels. Hier müssen Sie zuerst den 4. Lendenwirbeldornfortsatz suchen, der in Höhe des oberen Beckenrandes liegt. Von dieser Stelle aus zwei Knochenvorsprünge auf der Wirbelsäule nach oben zählen. Chinesen nennen den Punkt »Mingmen«, was so viel wie »das Tor zum Leben« bedeutet.

**KG4** – liegt drei Querfinger oberhalb des oberen Schambeinrandes in der vorderen Mittellinie.

Schließlich noch **B23** – »Shenshu«, der »Zustimmungspunkt für die Niere«; die Niere übernimmt in diesem Zusammenhang in erster Linie die hormonelle Regulierung. Es geht vor allem um Hormone aus der Nebenniere, die im Sexualbereich und damit für die Vitalität wichtig sind.

Liegt der Fettsucht eine hormonelle Störung zugrunde, so muss diese natürlich gezielt vom Arzt behandelt werden.
Die chinesischen Heilmethoden können hier aber sehr gute unterstützende Funktion ausüben.

## Nikotinsucht

Im Lehrbuch für Pharmakologie und Toxikologie (Lehre von den Giften) ist zu lesen: »Unter den zahlreichen Umweltgiften, denen die Menschheit ausgesetzt ist, liegt Tabak – gemessen an den nachweislich erzeugten Schäden – weitaus an der Spitze.«

| Land | Männer (%) | Frauen (%) | Total |
|---|---|---|---|
| Österreich | 40 | 21 | 30 |
| Belgien | 53 | 21 | 37 |
| Dänemark | 57 | 44 | 50 |
| Deutschland | 47 | 29 | 37 |
| Finnland | 33 | 18 | 26 |
| Frankreich | 50 | 29 | 40 |
| Ungarn | 50 | 25 | 38 |
| Irland | 38 | 32 | 35 |
| Italien | 46 | 18 | 32 |
| Niederlande | 44 | 35 | 39 |
| Norwegen | 39 | 31 | 34 |
| Schweden | 24 | 28 | 26 |
| Schweiz | 46 | 29 | 37 |
| Großbritannien | 36 | 32 | 34 |

**So viele Menschen rauchen, trotz der Warnhinweise auf Zigarettenpackungen, gesetzlicher Werbebeschränkung und Rauchverbot in öffentlichen Gebäuden ...**

Diese Führungsrolle hat der Tabak allerdings erst Anfang des 20. Jahrhunderts übernommen.

Zwar hatte die Tabakpflanze schon vorher Kultur- und Medizingeschichte beeinflusst (Kolumbus beobachtete die Rauschwirkung an den Indianern und brachte das Kraut nach Europa), aber erst in neuerer Zeit erlebte der Tabak über die Herstellung und Verbreitung von Zigaretten einen weltweiten Boom.

Im Tabakrauch sind mehrere tausend Substanzen zu finden, von denen erst einige hundert eindeutig chemisch bestimmt werden konnten. So viel weiß man allerdings schon: Die meisten Bestandteile schädigen die Gesundheit, Kohlenmonoxid beispielsweise, oder zahlreiche Krebserreger (Benzpyren, Nitrosamine, Schwermetalle). Wir wollen uns jedoch ein wenig näher mit dem Nikotin beschäftigen.

Nikotin ist ein Alkaloid aus den Blättern der Tabakpflanze und wirkt sich auf die Schaltstellen (Ganglien) des unbewussten (vegetativen) Nervensystems aus. Je nach Dosierung und Einwirkungsdauer hat Nikotin einen erregenden oder lähmenden Effekt. An Versuchstieren wurde festgestellt, dass nach einer Nikotininjektion der Blutdruck zuerst gestiegen, dann anhaltend gesunken ist.

Für den Menschen liegt die tödliche Dosis Nikotin bei einem Milligramm pro Kilo. Ein Teeaufguss von rund fünf Zigaretten ist demnach mit größter Wahrscheinlichkeit tödlich.

Die Symptome einer akuten Vergiftung sind Kreislaufkollaps, Erbrechen, Durchfall, Krämpfe und schließlich Tod durch Atemlähmung.

Für Raucher sind nur die chronischen Vergiftungszustände bedeutsam. Das unbewusste Nervensystem, Kreislauf, Darm und

Zentralnervensystem werden dabei »durcheinander gebracht«. Herz- und Kreislaufwirkung stellen sich schon beim ersten Zug ein und werden durch die folgenden Züge konstant gehalten.

Nikotin kann zwar im Organismus sehr rasch abgebaut werden (über Nacht ist jemand, der noch am Vorabend viel geraucht hat, praktisch nikotinfrei), das Gift aktiviert jedoch Krebserreger.

Auf die Gefäße hat Nikotin eine vorerst nicht gleich verständliche Wirkung. Grundsätzlich führt es zur Erweiterung der Gefäße, bewirkt auf Dauer aber dennoch eine Verengung. Besonders unangenehm ist dies in Bezug auf die Herzkranzgefäße, jene Arterien, die das Herz mit Blut und damit mit Sauerstoff versorgen. Bei Rauchern steigt das Risiko von Herzanfällen ganz rapide. Die wahrscheinliche Ursache für diesen paradoxen Effekt: Nikotin erhöht den Cholesterinspiegel im Blut und begünstigt dadurch die berüchtigte Arteriosklerose, also die Gefäßverkalkung.

Arterienerkrankungen in den Beinen werden durch das Zigarettenrauchen sowohl ausgelöst als auch begünstigt. Das »Raucherbein« (Endstadium: Amputation) kann nur bei völligem Verzicht auf Zigaretten gebessert werden.

Nikotin erhöht aber auch die Ausschüttung von Salzsäure im Magen und steigert die Muskelaktivität (Motilität) des Verdauungstraktes. So kommt der gute Ruf der »Verdauungszigarette« zustande. Der Appetit wird gehemmt, Hungergefühle können leichter ausgehalten werden.

All diese an sich positiven Auswirkungen werden durch drohende Schäden bei weitem aufgehoben: Erhöhte Salzsäureproduktion steigert das Risiko von Magen- und Zwölffingerdarmgeschwüren, unter denen Raucher tatsächlich wesentlich häufiger als Nichtraucher leiden.

Dass das Ungeborene mit der Mutter mitraucht, wurde ja schon oft versichert. Offenbar zu wenig glaubhaft; denn viele Schwangere verzichten nach wie vor nicht auf die tägliche Zigarettenration. Kinder von Raucherinnen schleppen die Folgen des Mitrauchens oft ihr Leben lang mit.

Die üblen Konsequenzen des Rauchens sind damit noch nicht vollzählig. Schließlich bleiben ja noch die Rauchinhaltsstoffe übrig.

Größtenteils schlägt sich Teer in den Atemwegen nieder und sorgt im günstigen Fall für eine Entzündung der Luftwege in der Lunge (Bronchitis). Damit gehen aber neben dem Krebsrisiko (rund 95 % aller Lungenkrebstoten waren starke Raucher) auch erhöhte Infektionsanfälligkeit und Gefühlsstörungen einher. Geruchs- und Geschmacksstörungen sind – besonders bei starken Rauchern – nicht selten.

Jeder Arzt sollte sich darüber im Klaren sein, dass Zigarettenrauchen der weitaus stärkste bekannte chemische Krankheitsauslöser ist. Tabak übertrifft diesbezüglich selbst den Alkohol. Um einem Patienten das Rauchen abzugewöhnen, bedarf es vor allem der hundertprozentigen Mithilfe des Betroffenen.

Auch Medikamente können da nur unterstützende Wirkung haben. Es gibt nikotinhaltige Medikamente, die bei der Raucherentwöhnungstherapie eingesetzt werden. Das klingt anfänglich widersprüchlich – soll hier sozusagen der Teufel mit dem Beelzebuben ausgetrieben werden? Keineswegs. Versuche haben gezeigt, dass eine Reduzierung des Nikotingehaltes in den Zigaretten zu noch größerem Nikotinkonsum führt. Daraus

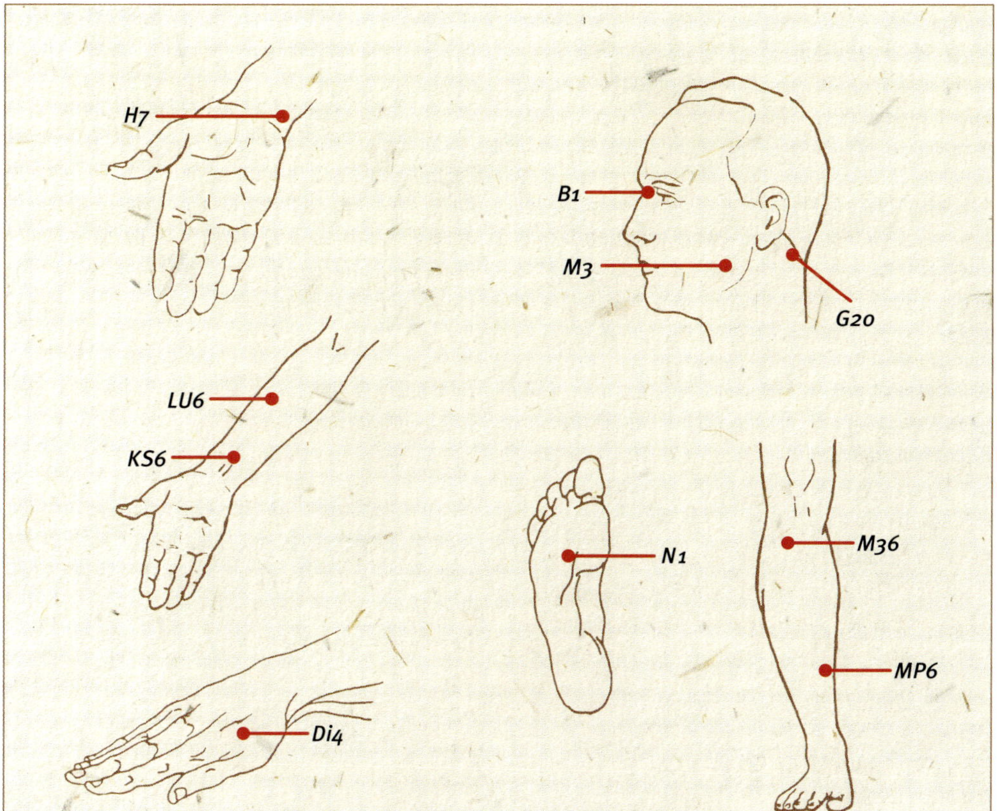


*Punkte bei Nikotinsucht*

schloss man, dass die Zufuhr von geringen Mengen Nikotin sich auf das Verlangen nach Zigaretten dämpfend auswirkt. Nikotinhaltige Medikamente stehen als Pflaster und Kaugummi zur Verfügung. Mit ihrer Hilfe gelingt es, die etwa 3 Wochen dauernden Entzugserscheinungen abzuschwächen. Die Zusammenarbeit mit einer Raucherberatungsstelle oder der Besuch einer Raucherentwöhnungsgruppe verbessert wesentlich die Chance, dauerhaft von der Zigarette loszukommen.

Wenn wir jetzt Rauchern chinesische Methoden anbieten, um sie von ihrer Sucht zu heilen, dann ist das ebenfalls als Unterstützung und nicht als Patentlösung anzusehen. Zumindest wird die hohe Rückfallquote ganz deutlich herabgesetzt.
So kann Selbstmassage unangenehme Entzugserscheinungen wesentlich entschärfen. Der Wille zum Aufhören bleibt ungebrochen. Massieren Sie daher folgende Punkte täglich mehrmals je 30 Sekunden:

**Di 4** – er liegt an der höchsten Stelle jenes Muskelwulstes, der sich bildet, wenn Sie Zeigefinger und Daumen fest gegeneinander pressen. An dieser Stelle drücken Sie stark gegen den an den Zeigefinger anschließenden Mittelhandknochen.

Auch gegen Kopfschmerzen, Zahnweh, Schnupfen und bei psychosomatischen Störungen erzielt man damit recht gute Erfolge.

**KS 6** – diesen Punkt finden Sie drei Querfinger oberhalb der inneren Handgelenkquerfalte, genau in der Mitte zwischen Elle und Speiche. Er gehört dem Meridian Kreislauf-Sexualität an.

**M 36** – ein schon häufig erwähnter Punkt (»Drei Meilen des Fußes«). Er liegt eine Handbreit unter der Kniescheibe, einen Querfinger seitlich außen neben dem Schienbein. Nicht zuletzt dieser Punkt soll Fußballspielern von Nordkorea einmal bei einer Fußball-Weltmeisterschaft eine Sensation beschert haben: Nachdem die Spieler durch Spezialmassage gedopt worden waren, gelang es ihnen, die hoch favorisierten Italiener zu besiegen.

**Lu 6** – wenn Sie die Speiche abmessen (jener Unterarmknochen, der auf der Daumenseite liegt) und diese Strecke halbieren, finden Sie auf der Innenseite des Unterarmes den gesuchten Punkt.

Entzugserscheinungen äußern sich auf verschiedene Weise. Falls »Kratzen« im Hals auftritt, können Sie zusätzlich noch den Punkt **M 3** sowie den Punkt **MP 6** drücken. **M 3** liegt im Unterkieferwinkel auf dem Kaumuskel. Wenn Sie die Zähne fest zusammenbeißen, tritt dieser Muskel ganz deutlich hervor. **MP 6** liegt eine Handbreit über dem inneren Knöchel, am Hinterrand des Schienbeines.

Achten Sie wie immer darauf leicht zu drücken, dann allmählich fester, um schließlich den Druck langsam wieder zu verringern. Die richtige Durchführung der Akupressur ist Voraussetzung für die gewünschte Wirkung.
Raucher, die ehrlich bemüht sind, von ihrer Sucht loszukommen, fallen meist durch Unruhe und Nervosität auf. Mit Hilfe der chinesischen Heilkunst kann der »frisch gebackene« Nichtraucher die Nervosität sehr gut in den Griff bekommen.

Hierbei soll der bereits vertraute Punkt **H 7** gedrückt werden. Er heißt nicht zu Unrecht »Tor zur Seele« und ist am Ende der inneren, dem kleinen Finger am nächsten liegenden Handgelenkquerfalte zu finden.

Auch der Punkt **N 1** wurde bereits öfter empfohlen – er liegt zwischen vorderem und mittlerem Drittel der Fußsohlen in einer Mulde.

Sehr starke Raucher können eventuell bei Verzicht auf Nikotin vorübergehend unter ziemlich schweren Sehstörungen (Flimmern, sogar Sehausfall) leiden. Leichte Störungen, wie verschwommenes Sehen, sind mit Massage beeinflussbar.

Drücken Sie die Punkte **B 1** (im inneren Augenwinkel am Beginn des Tränenganges – chinesisch »Klare Sicht« genannt) und **G 20** (auf dem Hinterkopf – man tastet neben dem Ohrläppchen einen Knochenvorsprung, den so genannten Warzenfortsatz, lässt die Finger etwas zur Mitte gleiten und findet eine kleine Vertiefung. Dort liegt der Punkt **G 20**, der »Windteich«).

Akupressur kann natürlich Psychotherapie (am besten in der Gruppe), Sport und auch Ernährungsmaßnahmen nicht ersetzen, ergänzt aber jede Behandlung auf ideale Weise.

Stichwort »Ernährung«: Viele Raucher beklagen sich über Gewichtszunahme im Zuge der Zigarettenentwöhnung.

Lesen Sie bitte im Kapitel »Übergewicht« (siehe Seite 56 ff.) nach und naschen Sie zum Ausgleich statt der üblichen Bonbons einfach eine Karotte oder einen Apfel.

## Durchblutungsstörungen

Kalte Füße, kalte Hände, Kältegefühl im Bauch und in der Kreuzgegend – all diese Anzeichen deuten auf gestörte Durchblutung hin. Unter diesen Zuständen leiden so viele Menschen, dass man ohne große Übertreibung von einer »Volksseuche« sprechen kann. Nicht nur ältere Menschen, auch Jugendliche klagen über diese Symptome.

Selbstbehandlungsmethoden für schwere Durchblutungsstörungen bei Zuckerkranken, bei chronischen Rauchern oder bei Personen, die an anderen Gefäßkrankheiten leiden, werden hier nicht beschrieben. Wir wollen jenen helfen, deren kalte Füße auf noch mit einfachen Mitteln zu behebenden Störungen beruhen. Hauptrisikofaktoren sind wie so oft üppige Ernährung und Bewegungsmangel. Beides führt zur Verengung der Arterien, die Blut in alle Gebiete des Körpers transportieren sollen.

Sind diese Kanäle verstopft, kommt es zuerst im Bereich der Zehen und nicht selten auch in den Fingerspitzen zu mangelnder Blutversorgung. Blasse Hautfarbe, seltsam »taubes« Gefühl oder ständiges Kribbeln sind die Symptome.

Kann der Krankheitsprozess ungehindert fortschreiten, so treten arge Schmerzen auf; die Gefahr des Absterbens der betroffenen Körperteile wird größer.
Erste Hilfsmaßnahme sollte die Vermeidung der Risikofaktoren (Nikotin, Übergewicht, mangelnde Bewegung) sein. Damit ist der Grundstein für weitere Behandlungen gelegt.

Durchblutungsstörungen können allerdings auch Ursachen im Nervensystem haben. Unter nervlichem Einfluss ziehen sich Muskeln zusammen und behindern auf diese Weise den Blutstrom. Es besteht die Möglichkeit, dass sich der Muskelmantel rund um die Gefäße zusammenzieht, auch dann fließt zu wenig Blut an seinen Bestimmungsort.

Ein sehr wirksames Mittel gegen derartige Beschwerden ist ein ansteigendes Fußbad, unter Naturheilkundigen auch als **»Schiele-Bad«** bekannt. Füllen Sie eine Fußwanne mit wenig warmem Wasser.

Stellen Sie die Füße hinein und gießen Sie dann innerhalb von etwa 20 Minuten immer ein wenig heißes Wasser dazu, bis die Wassertemperatur schließlich deutlich mehr als 40 Grad Celsius beträgt. Der Wasserspiegel soll die Knöchelhöhe möglichst nicht übersteigen. In derselben Weise können Sie auch kalte Hände äußerst wirksam behandeln.

Natürlich erfüllen auch **Wechselbäder** ihren Zweck. Wichtig ist dabei, dass Sie die zu behandelnde Stelle vorher gut erwärmen. Das heißt: einige Minuten in warmes Wasser, dann nur 15 bis 20 Sekunden in kaltes Wasser tauchen. Den Vorgang mehrmals wiederholen und danach immer für gute Erwärmung sorgen. Am besten durch lockeres Laufen am Stand; dann warme Socken anziehen und ins Bett legen.

Wenn in der Nähe Ihres Wohnhauses eine Rasenfläche liegt, überwinden Sie sich und gehen Sie morgens barfuß hinaus. Ein paar Minuten »Tautreten« genügt. Danach die Füße wieder erwärmen.

### Drücken Sie die nachfolgenden Punkte bei Durchblutungsstörungen:

**N 2** (gehört zum Nierenmeridian und liegt auf der höchsten Stelle des Fußgewölbes, am inneren Rand des Fußes. Er findet auch bei Menstruations- und Blasenstörungen Verwendung.).

**MP6** (vier Querfinger oberhalb der Spitze des inneren Knöchels am Hinterrand des Schienbeines).

**MP9** (Tasten Sie bei gebeugtem Knie an der Innenseite bis zur Kniekehle. Dort finden Sie einen runden Knochenvorsprung, der der oberen Verbreiterung des Schienbeines entspricht. Knapp darunter liegt der gesuchte Punkt.).

Lokale Erwärmung (Moxibustion) empfiehlt sich an folgenden Punkten mit Hilfe von Moxazigarren: **M36** (eine Handbreit unter der Kniescheibe, ein Querfinger seitlich außen), **N7** (suchen Sie zuerst den Punkt **N3**, der in der Mitte der Strecke zwischen innerem Knöchel und Achillessehne liegt.

**N7** (befindet sich drei Querfinger oberhalb dieses Punktes, etwa einen Querfinger vom hinteren Rand des Schienbeines entfernt), **KG4** (etwa drei Querfinger oberhalb des Schambeines, genau in der Mittellinie).

Die genannten Punkte können natürlich auch durch Daumendruck behandelt werden.

Wenn Sie unter ständigem Kältegefühl in der Kreuzbeinregion leiden, drücken Sie die Punkte **B47** (er liegt in der Ebene des Dornfortsatzes des zweiten Lendenwirbels, vier Querfinger seitlich der Mittellinie), **B23** (befindet sich in selber Höhe wie **B47**, zwei Querfinger von der Mittellinie entfernt) und schließlich noch **B32** (entspricht dem 2. Sakralloch – liegt also auf dem Kreuzbein).

Verbessern lässt sich die Durchblutung auch von innen mit Weißdornblütentee: Zwei Teelöffel mit einem 1/4 l kochendem Wasser überbrühen, 20 Minuten ziehen lassen, je nach Bedarf mit Honig süßen.

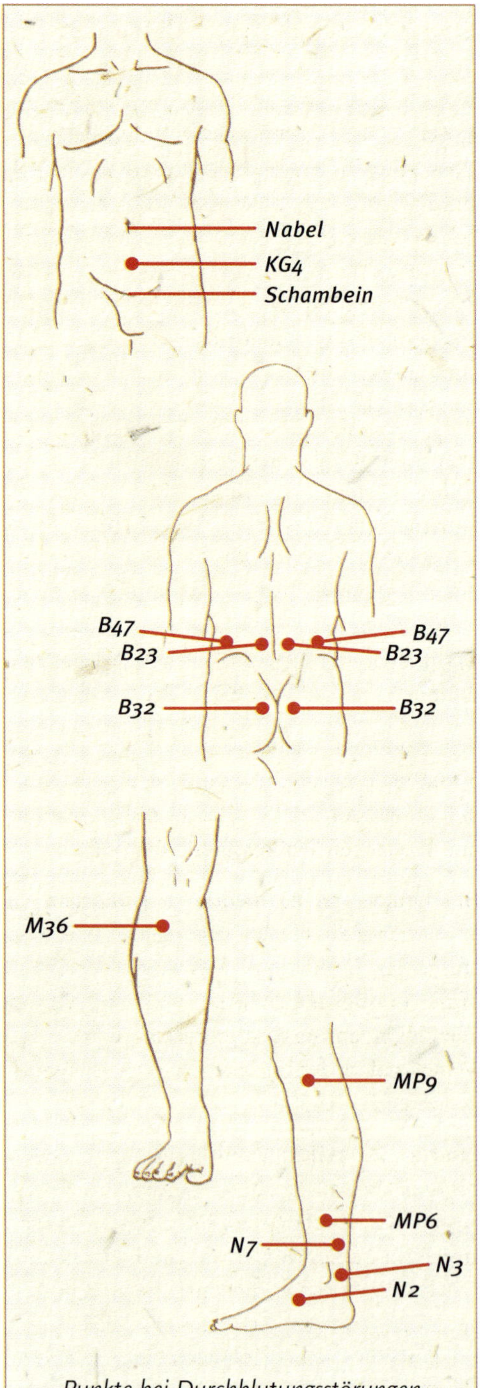


*Punkte bei Durchblutungsstörungen*

## Niedriger Blutdruck

Wenn von Blutdruckstörungen die Rede ist, denkt jeder unwillkürlich an Bluthochdruck. Dass auch zu niedriger Blutdruck nicht nur störend, sondern auf lange Sicht auch gesundheitsschädlich sein kann, ist den wenigsten Menschen bewusst. Vor allem Frauen sind davon betroffen und nehmen die Begleiterscheinungen, wie Müdigkeit, Schwindelanfälle und auch Durchblutungsstörungen in den Beinen, meist nicht ernst.

Wer sich ständig schlapp und müde fühlt, sollte zunächst im Zuge einer ärztlichen Untersuchung feststellen lassen, ob seinem Zustand kein organisches Leiden (Schilddrüse, Infektion, Herz usw.) zugrunde liegt. Ist das nicht der Fall, stehen einige sehr gute Möglichkeiten zur Selbstbehandlung zur Verfügung.

Wir kommen auch in diesem Kapitel auf gesunde Lebensführung zurück, die ja eigentlich immer den »Schlüssel« zum körperlichen und seelischen Wohlbefinden darstellt.

Bei Leuten mit zu niedrigem Blutdruck ist auf jeden Fall die Bewegungstherapie von eminenter Bedeutung. Der träge Kreislauf muss kräftig angekurbelt werden – dann verschwinden die Symptome oft von selbst. Manchmal bedarf es allerdings einer eingehenderen Behandlung.

Pfarrer **Sebastian Kneipp** empfahl, jeden Morgen Waschungen durchzuführen – am besten gleich neben dem Bett. Einen Waschlappen in kühles Wasser tauchen, etwas ausdrücken und dann vorerst mit kleinen Flächen beginnen. Am Anfang nur Arme, Brust und Nacken abwaschen. Erst nach einer gewissen Gewöhnungszeit kann eine Ganzwaschung vorgenommen werden. Danach am besten noch eine Viertelstunde ins Bett legen und aufwärmen.

Natürlich kann auch ein **kalter Guss** erfolgen. Schrauben Sie dafür den Brauseteil der Dusche ab und drehen Sie den Wasserhahn nicht zu stark auf. Das Wasser soll auf der Haut einen »Mantel« bilden und darf keinesfalls spritzen.

Der **»Kneipp'sche Armguss«.** Immer herzfern – also rechts – beginnen: Vom kleinen Finger außen bis über die Schulter gießen und innen zurück. Dann auf der linken Seite gießen. Den Guss wiederholen und anschließend das Wasser abstreifen.

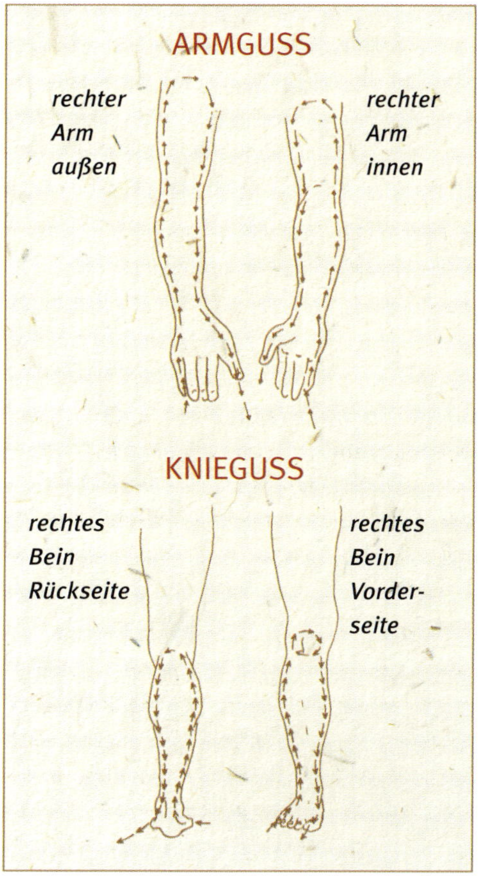

Der **»Kneipp'sche Knieguss«.** Stellen Sie sich in die Badewanne und beginnen Sie mit dem kalten Guss am rechten Fuß. Führen Sie nun den Wasserstrahl seitlich der kleinen Zehe über den Vorderfuß zur Ferse mehrmals hin und zurück. Dann langsam an der Außenseite der Wade aufwärts bis knapp über die Kniekehle gießen.

Die ganze Rückseite des Unterschenkels soll in diesem Augenblick von einer Wasserfläche bedeckt sein – ca. fünf Sekunden lang.

Schließlich den Strahl an der Innenseite des Unterschenkels wieder langsam zurück zur Ferse führen. Das linke Bein wird genauso behandelt. Wiederholen Sie diese Anwendung 2-mal.

Die Begießung der Vorderseite geschieht in gleicher Weise und erfolgt bis knapp über die Kniescheibe. Nun soll auch der Vorderteil des Beines gleichmäßig vom Wasser umspült sein. Zuerst rechts gießen, dann links.

Von der Kniescheibe führen Sie den Strahl wiederum nach rechts und an der Innenseite des Unterschenkels dann abwärts zum Fuß. Zuletzt werden auch noch die Fußsohlen begossen. Das Wasser von den Beinen nur flüchtig abstreifen, warme Socken anziehen und auf dem Stand einige Minuten laufen.

Nie auf die anschließende Erwärmung vergessen! Das ist das Grundprinzip jeder Kaltwasserbehandlung.

Ein gutes Mittel ist auch **Wassertreten.** Füllen Sie die Badewanne bis knapp unter das Knie mit kaltem Wasser, dann etwa eine Minute darin herumsteigen. Jedes Mal die Knie kräftig zur Brust ziehen.

Wen die große Mattigkeit mit Schwindelgefühl ausgerechnet im Büro überfällt, der möge die Wasserleitung aufdrehen und beide Handgelenke mit der Handfläche nach oben (Pulsregion) unter kaltes Wasser halten. Auch dieses Armbad nützt.

Von »innen« hilft eine Mischung aus Rosmarin- und Weißdornblütentee. Zwei Esslöffel davon mit einem Viertelliter kochenden Wasser übergießen, fünf Minuten ziehen lassen, abseihen und mit etwas Honig gesüßt trinken.

**Alle Naturheilmaßnahmen können auf ideale Weise durch chinesische Heilmethoden unterstützt und ergänzt werden:**

Drücken Sie auf der Fußsohle jeden Tag mehrmals kräftig den Punkt **N 1**. Auch die Punkte **M 36** und **KS 6** sollten intensiv bearbeitet werden.

**M 36** liegt eine Handbreit unter der Kniescheibe und einen Querfinger seitlich außen. **KS 6**, die »innere Grenze«, liegt drei Querfinger oberhalb der inneren Handgelenkquerfalte, genau in der Mitte der beiden Unterarmknochen.

Lokale Erwärmung mit der Moxazigarre oder Zigarette (die Marke ist in diesem Fall egal) empfehlen wir für die folgenden Punkte:

**B 15** – »Zustimmungspunkt des Herzens«. Er findet sich in der Nähe des 5. Brustwirbeldornfortsatzes, zwei Querfinger seitlich der hinteren Mittellinie. Neigen Sie den Kopf nach vor, dann tasten Sie hinten im Nacken in Schulterhöhe eine besonders herausragende Knochenerhebung. Es ist der Dornfortsatz des 7. Halswirbels. Zählen Sie einfach fünf Fortsätze nach unten und Sie finden den gesuchten Knochenvorsprung.

**KS 7** – liegt genau in der Mitte der inneren Handgelenkquerfläche und ist ein sehr wichtiger Punkt.

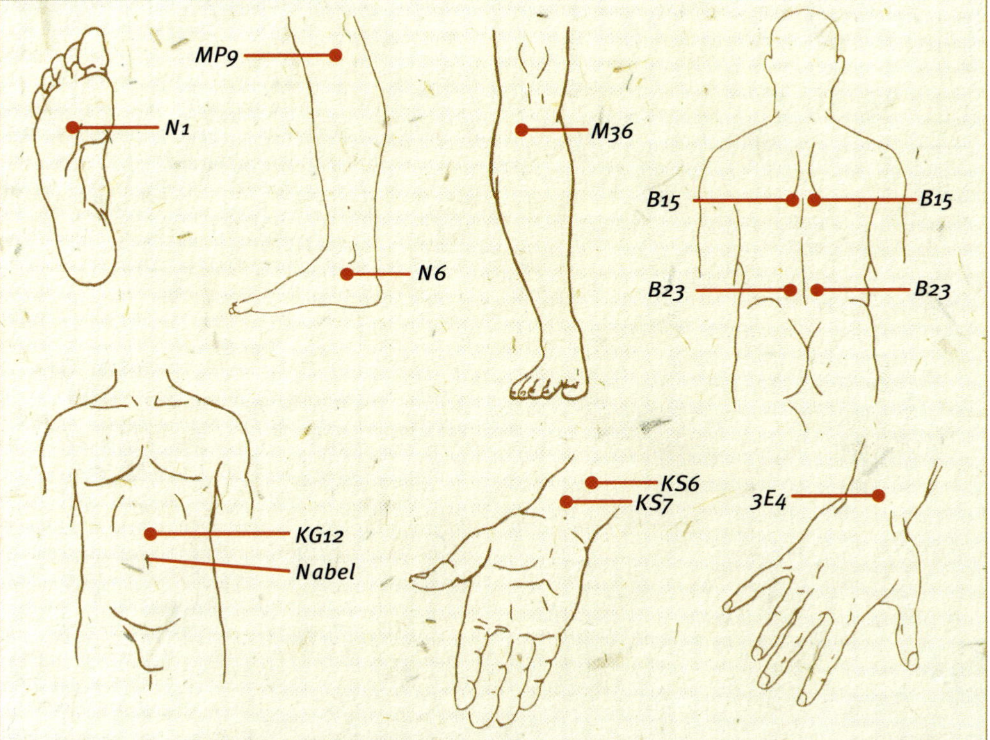


*Punkte bei niedrigem Blutdruck*

**KG 12** – heißt der »mittlere Kanal«. Sie finden den Punkt genau auf der vorderen Mittellinie, auf halbem Wege zwischen unterem Brustbeinrand und dem Nabel.

**MP 9** – bei gebeugtem Knie liegt der Punkt genau unter dem inneren Knochenvorsprung des Unterschenkels. Angesprochen wird in erster Linie die Bauchspeicheldrüse.

**N 6** – »Erleuchtetes Meer« liegt knapp unter dem Innenknöchel. Druck oder Erwärmung der Zone hilft auch gegen Potenzprobleme.

**3 E 4** – Der Punkt befindet sich auf dem Handrücken, fast genau in der Mitte der Handgelenkquerfalte. Wirkt auch gegen Kopfschmerzen, Schulter- und Armbeschwerden.

Die Erwärmung und auch der Druck sollen bis zu einer Minute dauern. Die Behandlung dauert mindestens drei Wochen. Wichtig: die konsequente Durchführung!

Patienten mit niedrigem Blutdruck neigen mehr als andere zur so genannten Wetterfühligkeit – sie bekommen bei einem Wetterumschwung Kopfschmerz, Schwindelanfälle und manchmal auch starkes Angstgefühl. Auch dagegen kann das beschriebene Selbsthilfeprogramm wirkungsvoll eingesetzt werden. Vergessen Sie aber unter keinen Umständen auf Bewegung! Raffen Sie sich dazu auf, täglich wenigstens einige Minuten am Stand zu laufen und dabei ordentlich ins Schwitzen zu kommen.

## Herzklopfen

Herzjagen und Kurzatmigkeit treten bei organisch gesunden Menschen vor allem infolge Übermüdung, zu starker nervlicher Belastung (Stress), seelischer Unausgeglichenheit und Neigung zu Fettsucht auf. Ärzte sprechen von vegetativer Labilität und meinen damit, dass das unbewusste Nervensystem sozusagen »verrückt spielt«.

Die allerbeste Lösung ist ein langer, erholsamer Urlaub ohne Sorgen, Probleme, Existenzangst, familiäre Zwistigkeiten – ohne sämtliche störende Einflüsse also; dennoch können sich die wenigsten von uns tatsächlich diesen Problemen entziehen.
Demnach bleibt nichts anderes übrig, als mit den Schwierigkeiten zu leben und die schädlichen Auswirkungen auf andere Weise zu vermeiden.

Vorbeugung und Behandlung zugleich erreicht man durch festen Druck auf **MP3** und **B65**.

**MP3** liegt knapp hinter dem Grundgelenk der Großzehe, seitlich. **B65** befindet sich ebenfalls seitlich auf dem Fußrand, im vorderen Drittel. Beide Punkte sind im Falle der so genannten Störungen deutlich druckempfindlicher als ihre Umgebung und können auch dadurch ziemlich leicht gefunden werden.

Auch einige Handpunkte sind wirksam: **H7** (Handgelenkquerfalte innen, am Ende der Kleinfingerseite) sowie **KS8** (trägt den eindrucksvollen Namen »Platz der großen Mühe« und liegt genau im Zentrum der Handfläche). Manchmal hilft der Druck auf diesen Punkt gegen den Nachschmerz von Gürtelrose.

Lassen Sie auch den Punkt **Lu1** von einem Partner massieren. Sie finden den Punkt zwei Querfinger unterhalb des seitlichen Schlüsselbeinendes. In Richtung Oberarmknochen drücken.

Auch das hilft: Legen Sie ein warmes Handtuch auf die Brust und atmen Sie ruhig ein und aus.

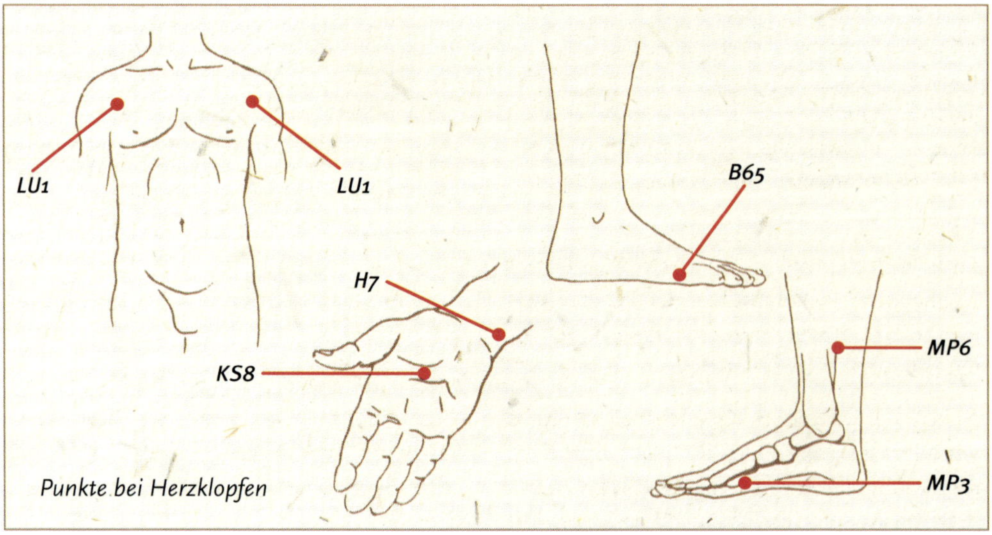


*Punkte bei Herzklopfen*

## Schlaflosigkeit

Bis zum Morgengrauen wach zu liegen, um schließlich vor Erschöpfung in unruhigen, unerquicklichen Schlaf zu versinken – das ist das Schicksal vieler Menschen aller Altersstufen. Kaum jemals macht sich der Betroffene die Mühe, nach den Ursachen zu forschen. Der Griff in den Medikamentenschrank ist ja tatsächlich viel einfacher, als aktiv an der Beseitigung des Übels mitzuarbeiten.

Da doch immer deutlicher ins Bewusstsein der Patienten tritt, dass derartige Arzneimittel arge Nebenwirkungen hervorrufen können und zudem das Problem doch nie an der Wurzel anpacken, geht der Trend immer intensiver zu Mitteln aus der Naturheilkunde. Diese können allerdings auch keine Wunder bewirken, wenn der an Schlaflosigkeit Leidende seine Lebensgewohnheiten und überhaupt die Einstellung zum Leben nicht ändert.

Während ältere Menschen häufig auf Grund von Blutdruckstörungen nicht einschlafen können, verhindert bei den Jüngeren meist Stress die ersehnte Erholung.
Diesen Stress abzubauen, muss erstes Ziel jeder Behandlung sein. In diesem Bereich kann die chinesische Medizin besonders gut mit herkömmlichen Maßnahmen kombiniert werden.

**Eine Möglichkeit:** Mindestens dreimal wöchentlich locker laufen. Die Distanz ist egal, die Laufdauer soll aber rund 20 Minuten betragen.

Neben der gezielten Kreislaufbelastung ist vor allem das Vermeiden jeglichen Ehrgeizes sehr wichtig. Wer aus dem Büro nach Hause hetzt, hastig sein Tenniszeug einpackt, um mit »hängender Zunge« in Richtung Tennisplatz oder Sporthalle zu sausen, hat die Bedeutung sportlicher Betätigung als Stresslöser völlig missverstanden. Das Resultat kann nur noch größere innere und äußere Verspannung sein.

Nach dem Laufen ergänzen Duschprozeduren ideal das Programm. Das Wasser darf nur angenehm warm sein – nicht mehr als 35 °C. Lassen Sie es vorerst nur fünf Minuten lang ins Gesicht prasseln. Die Haltung soll dabei bewusst entspannt sein. Danach mit leichtem Schulter- und Beckenkreisen beginnen.

Nach einigen Minuten Gymnastik spüren Sie förmlich, wie der Körper elastischer wird. Den Abschluss kann ein kurzer kühler Guss bilden. Bei Kreuzbeschwerden soll aber der Rücken davon ausgenommen bleiben. Auch das Abtrocknen kann mit gymnastischen Übungen kombiniert werden.

**Noch eine andere Möglichkeit:** Dem Badewasser zwei Liter Melissentee hinzufügen, dann 20 Minuten bei angenehmer Temperatur richtig gehend »treiben« lassen. Dabei langsam und tief atmen, wobei jeder Atemzug mitgezählt wird. Der Badende soll sich so sehr auf seine Atmung konzentrieren, dass er die Alltagssorgen, Ärger usw. vergisst. So sind ideale Voraussetzungen für einen ruhigen, gesunden Schlaf geschaffen.

Natürlich müssen auch **andere Lebensgewohnheiten** zu diesem »Programm« passen. Es ist schlecht, vor dem Schlafengehen noch üppig zu speisen. Eine leichte Mahlzeit rund zwei Stunden vor der Bettruhe schadet hingegen nicht.

Knapp vor Zubettgehen empfehlen wir einen »Schlaftrunk« – entweder ein Glas warme Milch mit etwas Honig, Kräutertee (Baldrian, Melisse, Hopfen) oder auch ein kleines Glas Bier.

**Ein technischer Trick:** Lassen Sie über Kopfhörer sanfte Musik auf sich einwirken. Die leise Dauerberieselung mit Musik wirkt fast immer prompt.

Rund 15 % der Bevölkerung in den westlichen Industriestaaten schlafen schlecht. Ein Grund mehr, sich auch einmal mit anderen Methoden der Beruhigung auseinander zu setzen.

**Akupunktur und chinesische Massage** können in den meisten Fällen Medikamente vollwertig ausgleichen, ohne auch nur im geringsten schädliche Nebenwirkungen (psychische oder organische, z. B. Leber oder Nieren betreffend) hervorzurufen.

Die Chinesen wussten sich gegen Nervosität, Unausgeglichenheit und Rastlosigkeit – unmittelbare Ursachen von Schlaflosigkeit – hervorragend zu helfen.

Selbst Begleiterscheinungen mangelnden Schlafes, wie Appetitlosigkeit, Kopf- und Kreuzschmerzen, stellten bei konsequenter Durchführung der Ratschläge bald kein Problem mehr dar.

Schlafgestörte sollten etwa eine Stunde vor dem Schlafengehen warm duschen und dann die Fußsohle bis zum Unterschenkel von unten nach oben massieren.

Besondere Zonen auf der Fußsohle sind **N 1**, die Fuß- und die Fersenmitte, **N 6** und **MP 6**. **N 6** trägt den klingenden Namen »Erleuchtetes Meer«, gehört dem Nierenmeridian an und liegt ganz knapp unter dem Innenknöchel.

Es handelt sich um einen Punkt, über den die Vitalfunktion (auch die Potenz) angekurbelt wird. Energieschwäche und psychische Labilität werden durch Massage des **N 6** sehr günstig beeinflusst.

**MP 6**, der in einigen anderen Kapiteln ebenfalls eine wichtige Rolle spielt und daher noch ausführlich beschrieben wird, liegt vier Querfinger oberhalb der Spitze des inneren Knöchels am hinteren Rand des Schienbeines.

Massiert werden ferner folgende Körperpunkte: **B 15**, **B 10**, **G 20**, **KG 15**, **KG 17** und **H 7**.

**B 15** ist der »Zustimmungspunkt des Herzens« und liegt in der Höhe des 5. Brustwirbeldornfortsatzes, zwei Querfinger seitlich der hinteren Mittellinie.

Den 5. Brustwirbeldornfortsatz finden Sie, indem Sie den Kopf nach vorne neigen und auf der Wirbelsäule eine auffallende Erhöhung tasten – das ist der Dornfortsatz des 7. Halswirbels. Jetzt müssen Sie nur fünf Fortsätze nach unten zählen.

**B 15** ist ein Punkt, dessen Massage stark auf die Psyche wirkt. In der chinesischen traditionellen Medizin hat das Herz neben seiner Kreislauffunktion als Pumpe auch eine wichtige Aufgabe im Zusammenhang mit der Seele.

Im Westen kennen wir diesen Zusammenhang wohl auch, werden uns dessen aber kaum mehr bewusst. Nur Redensarten (ein »herzensguter« Mensch usw.) erinnern daran.

**B 10** ist die »Himmelssäule« und liegt in Höhe der hinteren Haargrenze, etwa zwei Querfinger seitlich der hinteren Körpermittellinie. Dieser Punkt wirkt auch gegen Kopfweh.

**G 20** finden Sie so: Tasten Sie auf dem Hinterkopf in der Nähe des Ohrläppchens eine Knochenerhöhung (Warzenfortsatz) – von hier mit dem Finger etwas in Richtung Mitte gleiten, bis Sie eine leichte Vertiefung fühlen. Dort liegt der »Windteich«, wie der Punkt im Chinesischen genannt wird.

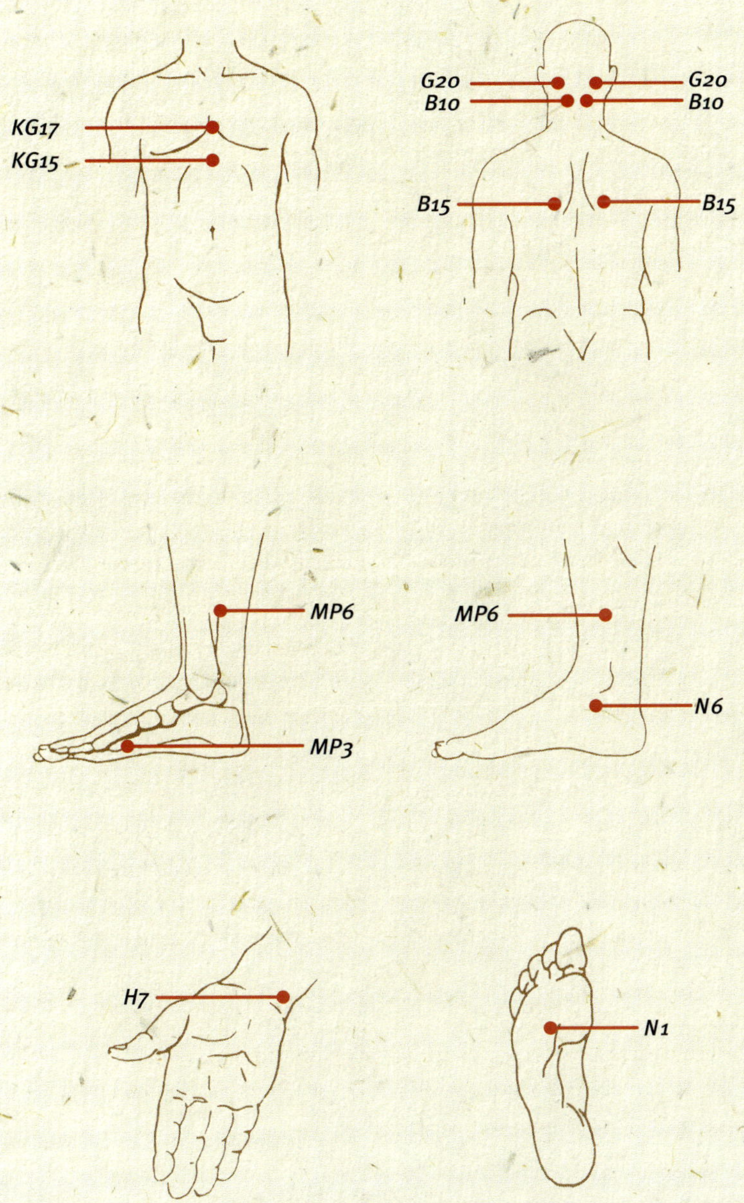


*Punkte bei Schlaflosigkeit*

**KG 15** liegt am Ende des unteren Randes des Brustbeines. **KG 17** befindet sich in der Brustmitte, genau zwischen den beiden Brustwarzen. Er wird in der Akupunktur als so genannter »Meisterpunkt für die Atmung« geführt.

**H 7** schließlich ist »Das Tor der Götter« und liegt auf der Handgelenkquerfalte innen, an der Seite des kleinen Fingers. **H 7** ist ein beliebter Punkt zur Harmonisierung der Seele.

Auch gegen Prüfungsangst und alle Formen von Nervosität wird er von Akupunkturärzten gerne benützt.

Bei Patienten mit zu hohem Blutdruck bewährt sich folgende Methode recht gut: Klopfen Sie mit der Faust oder den Fingerkuppen auf jede Fußsohle, je 100-mal.

## Atemübungen können Schlafstörungen positiv beeinflussen

### Die tiefe Atmung

Der Bauch wölbt sich bei der Einatmung vor und zieht sich bei der Ausatmung ein, ohne Intervalle. Allmähliche Zunahme der Atemtiefe bis 6- bis 8-mal pro Minute. Diese Übung eignet sich für Personen mit Störungen wie Neurasthenie (Nervenschwäche), chronischer Erschöpfung, Obstipation (Verstopfung), Schlafstörungen, Konzentrationsstörungen etc.

Es ist wichtig, die Übung zwanglos ausführen. Bei der Nasenatmung Mund schließen. Die Zunge stößt leicht an den harten Gaumen. Die Übung mit vertiefter Atmung darf nicht unmittelbar nach dem Essen praktiziert werden.

Mit der **Moxazigarre** oder normalen Zigarette (der einzige Anlass, bei dem wir den Patienten zum Griff nach der Zigarette raten ...) können noch die Zonen **MP 3** und **MP 6** lokal erwärmt werden.

**MP 6** wurde schon beschrieben, **MP 3** befindet sich knapp hinter dem Grundgelenk der großen Zehe, in einem Grübchen am inneren Rand des Fußes.

Da das Bekämpfen chronischer Schlaflosigkeit mit Schlafmitteln unweigerlich zu ständiger Dosissteigerung führt, ist es ratsam, den Teufelskreis so rasch wie möglich zu durchbrechen – bevor noch körperliche und geistige Schäden eingetreten sind.

Einen Akupressurpunkt, der sich gut zur Selbstbehandlung eignet, finden Sie auf der Spitze der zweiten Zehe, im äußeren Winkel des Nagelbettes.

Manchmal ist Schlaflosigkeit auf **Mangelernährung** zurückzuführen. Etwa ein Defizit an Kalzium kann Schlafstörungen verursachen.
Kalzium ist in Milchprodukten enthalten – Milch, Jogurt oder Buttermilch. Daher auch der Tipp mit der heißen Milch als Schlaftrunk.

Auch **Vitamin D** (das die Aufnahme des Kalziums in den Körper bewirkt), **Vitamin B** und **Magnesium** haben in diesem Zusammenhang Bedeutung. All diese Substanzen nehmen Sie in ausreichendem Maß zu sich, wenn Ihre Mahlzeit vielseitig und damit gut ausgewogen ist.

Einseitige Diäten bringen ebenso wenig Besserung wie wahlloses Vollstopfen mit grundsätzlich gesunden Nahrungsmitteln.

Noch ein **Tipp** am Rande: Auf harten Betten schläft man erfahrungsgemäß besser.

## Depressionen

Depressionen können ihre Ursachen in einer Störung des Gehirnstoffwechsels, in organischen Leiden (Leber!) oder auch im Verhalten der Umwelt gegenüber dem Kranken haben. Manche Arten von Depressionen bedürfen daher unbedingt ärztlicher Behandlung.

Aber in jedem Fall besitzt der Patient die Möglichkeit, den Heilungsprozess aktiv zu unterstützen. Dazu müssten antriebsgeschwächte, »lustlose« Menschen von einem verständnisvollen Partner veranlasst werden.

Wir geben eine Anleitung, die aus der TCM stammt: Massieren Sie von der Kreuzgegend bis zur Fußsohle in kräftigen, streichenden Bewegungen (mindestens 20 Minuten). Wählen Sie dazu drei nebeneinander liegende Bahnen aus – Sie massieren damit automatisch den Blasenmeridian. Der Behandlungserfolg wird größer sein, wenn Sie sich vorher warm duschen.

**Folgende Punkte sind kräftig 20 Sekunden zu massieren:**

**KG 15** – an der Spitze des unteren Brustbeines;

**M 25** – zwei Daumenbreiten seitlich des Nabels;

**MP 3** – auf der Fußinnenseite, hinter dem Großzehengrundgelenk.

Die Intensität der Massagen soll wie immer langsam zunehmen, dann langsam wieder abnehmen.

Massieren Sie auch noch den Punkt **LG 20**, den Sie auf der höchsten Stelle des Scheitels finden – man nennt ihn den »Punkt des hundertfachen Könnens«.

»Lebensspender« nennen die Chinesen den Punkt **H 3**, der am Ende der Ellbogenfalte auf der Kleinfingerseite liegt.

Druck darauf wirkt wie ein mildes Antidepressivum, Energie und Lebensfreude werden dadurch wachgerufen.

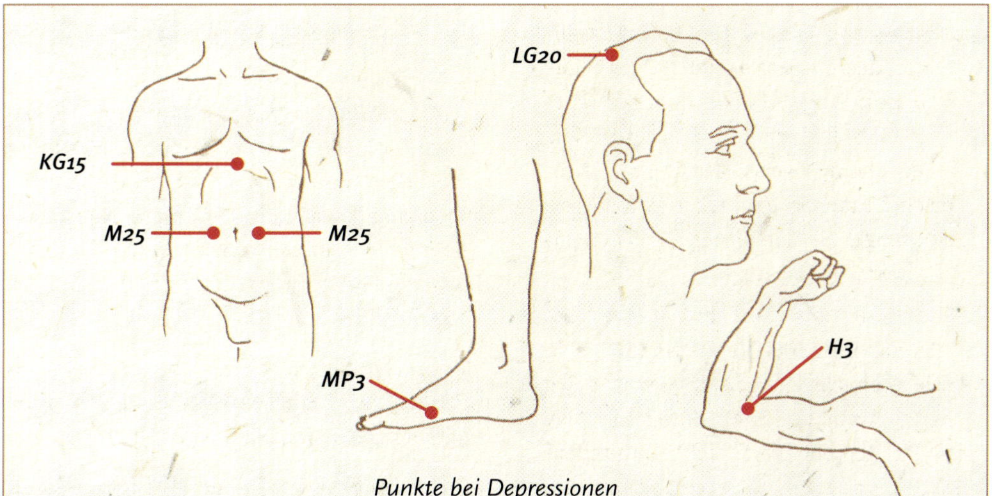


*Punkte bei Depressionen*

## Wechselbeschwerden

Auch die vielfältigen Zustände des Unwohlfühlens, die Frauen meist zwischen dem 45. und 55. Lebensjahr befallen, hängen mit Unregelmäßigkeiten des unbewussten Nervensystems zusammen. Bei jenen Frauen, die schon in früheren Jahren unter entsprechenden psychosomatischen Krankheiten gelitten haben, treten Wechselbeschwerden umso deutlicher auf.

In erster Linie ist jedoch die hormonelle Umstellung Ursache des Menopause-Syndroms. Der Wechsel oder das Klimakterium beginnt mit unregelmäßigem Menstruationszyklus. Dann hören die monatlichen Blutungen völlig auf. Innerhalb eines Jahres nach der letzten Blutung stellen die Eierstöcke ihre Funktion ein, wodurch es zu einem »Durcheinander« im Hormonhaushalt kommt.

Die Symptome können Hitzewallungen, Kopfschmerzen, Angstzustände, Depressionen, rheumatische Beschwerden, Appetitlosigkeit, Schweißausbrüche, Kältegefühl, Magenschmerzen, Unterleibsbeschwerden, starke Nervosität und vieles mehr sein. Über eine mögliche Hormonersatztherapie berät der Gynäkologe.

### Maßnahmen zur Linderung von Wechselbeschwerden

- nicht rauchen
- vernünftige Ernährung
- viel Bewegung, um einer Gewichtszunahme vorzubeugen
- tägliches Bürsten der Innenseite der Beine von unten nach oben bis zum Bauch;
  anschließend Kreuz-Massage

Gesunde Lebensweise wirkt sich in diesem Zustand überaus positiv aus. Die Erfahrung lehrt, dass Frauen, die nicht rauchen, viel Bewegung machen und sich vernünftig ernähren, solchen Störungen in weit geringerem Ausmaß unterworfen sind. Erschwerend kommt aber auch bei vielen Frauen dazu, dass in dieser Zeit die Kinder meistens »flügge« werden und das Elternhaus verlassen; auch die Anziehungskraft auf das »andere« Geschlecht beginnt nachzulassen.

Natürlich kommen Frauen um den Wechsel nicht herum. Aber von den Möglichkeiten, den Übergang erträglich zu gestalten, sollte doch Gebrauch gemacht werden. Da man in dieser Phase zum Fettansatz neigt, muss täglich Sport auf dem Programm stehen.

Die Chinesen empfehlen Frauen in den Wechseljahren tägliches Bürsten der Innenseite der Beine von unten nach oben bis zum Bauch. Es kann auch mit der Hand kräftig gestrichen werden. Anschließend die Rückseite und das Kreuz massieren bzw. bürsten.

**Folgende Punkte sind zu drücken:**

**MP6** – vier Querfinger oberhalb der Spitze des inneren Knöchels am Hinterrand des Schienbeines.

**MP9** – an der Innenseite des Knies, knapp unterhalb des Schienbeinvorsprunges.

**N6** – knapp unter dem Innenknöchel.

**Di4** – pressen Sie Daumen und Zeigefinger fest gegeneinander. An der höchsten Stelle des Muskelwulstes, der sich daraufhin bildet, liegt der gesuchte Punkt. Gegen den Mittelhandknochen in der Verlängerung des Zeigefingers drücken.

**G3** – ein Querfinger oberhalb des oberen Randes des Jochbeines.

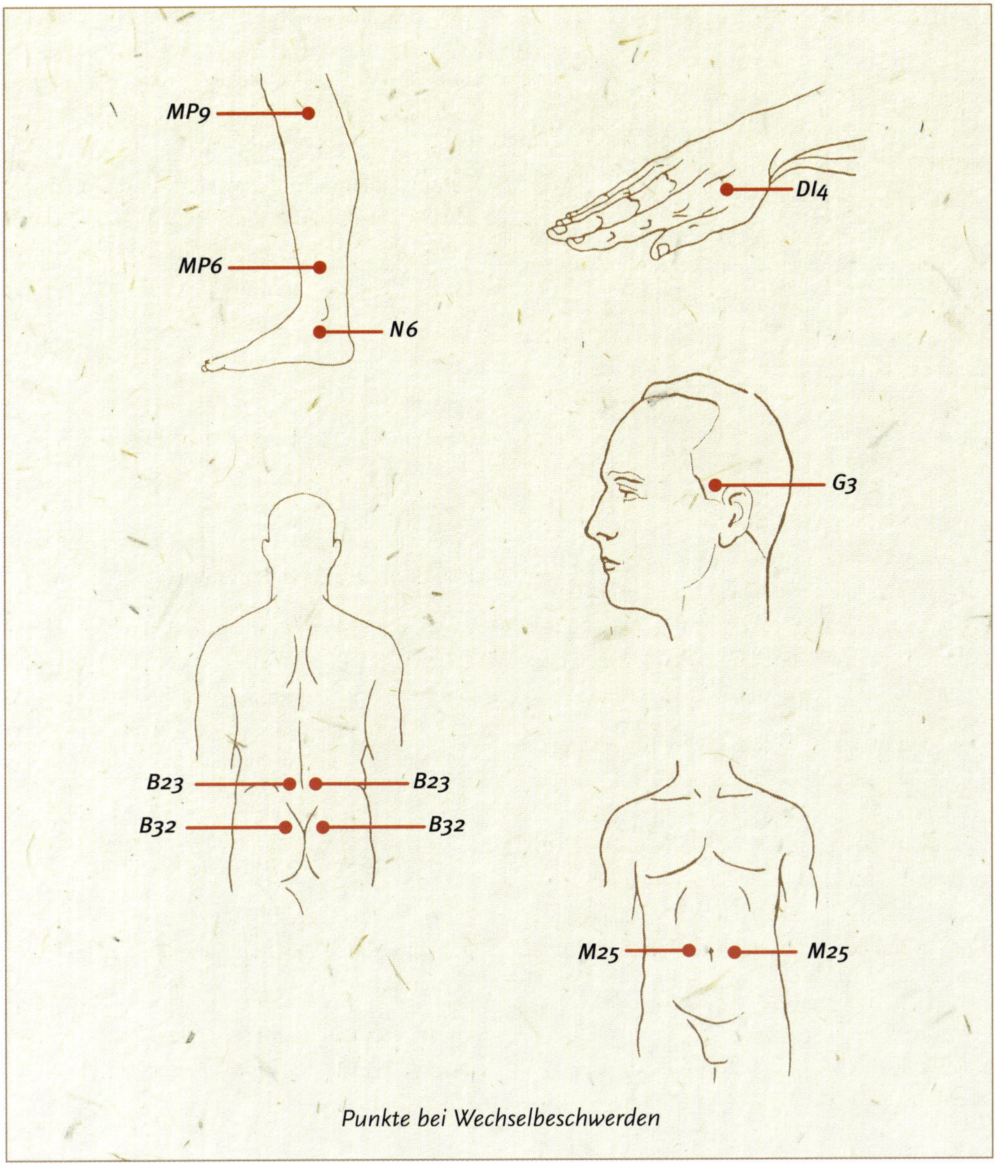

Punkte bei Wechselbeschwerden

**B 23** – in Höhe des 2. Lendenwirbeldornfortsatzes, zwei Querfinger seitlich der hinteren Mittellinie. Suchen Sie den 4. Lendenwirbeldornfortsatz in Höhe des Beckenoberrandes und zählen Sie dann zwei Knochenzacken nach oben.

**B 32** – im 2. Sakralloch.

**M 25** – zwei Querfinger seitlich des Nabels.

Auch die erwähnten Punkte **MP 9** und **MP 6** sollen jeden zweiten Tag rund 30 Sekunden lang erwärmt werden.

## Burn-out-Syndrom

Typische Beschwerden sind Müdigkeit, Verstimmtheit, Kopfschmerzen und Schlafstörungen. Nach Ansicht der TCM sitzt die Ursache im Organ Herz. Zusätzlich beteiligt sind Organe wie Milz/Pankreas, Niere, Leber und Magen. In der Schulmedizin denkt man hier an Neurasthenie, larvierte Depression, Psychosomatose oder Burn-out-Syndrom etc.

Als Ursachen kommen in Frage: psychische Belastungen, körperlicher Stress, Störungen in den oben genannten Organen.

Schmerzen, Stoffwechselstörungen, Schlafstörungen, Bewegungseinschränkung etc. bedeuten:

- Stauung im Meridian-System
- Störung des Gleichgewichts von Yin und Yang
- Störung in der Wechselwirkung der 5 Elemente
- Störung in den einzelnen Organsystemen
- Störung im psychisch-sozialen Bereich

Normalzustand ist das freie Fließen von Qi-Xue (Vitalenergie Qi und Blut Xue) in den Meridianen und das Gleichgewicht zwischen Yin und Yang.

### Mögliche schädigende Faktoren

- Exogen, bioklimatisch: Alter, Trauma, Überlastung, Wind, Kälte, Feuchtigkeit, Trockenheit etc.
- Endogen, psychosomatisch: Freude, Angst, Sorge etc.

Die nicht analytisch, nicht morphologisch, nicht invasiv, aber ganzheitlich orientierte chinesische Medizin zeigt sich für bestimmte Indikationen als eine äußerst erfolgreiche Heilmethode. Sie ergänzt die analytisch, morphologisch, physikalisch, chemisch orientierte Medizin in idealer Weise.

Im Westen ist die TCM nur komplementär zur modernen Medizin anzuwenden. Die Integration der Akupunktur in die moderne Schmerztherapie ist ein sehr gelungenes Beispiel.

Kopfschmerzen, Müdigkeit, Verstimmtheit, Schlafstörungen haben aus der Sicht der TCM in erster Linie mit dem Herzen zu tun.

Das Gehirn, das Rückenmark und das Knochenmark werden in der TCM als eine Einheit betrachtet. Topographisch gesehen ist das Gehirn der TCM mit dem Gehirn der westlichen Medizin identisch, aber psychologisch wird in der TCM die Gehirnfunktion mit den Organen Herz, Leber, Gallenblase etc. in Zusammenhang gebracht. Das Herz wird der Funktion nach mit dem König des Staates verglichen.

Besonders wichtig für uns ist die psychosomatische Kontrollfunktion des Herzens auf alle übrigen Organe. Das Gehirn wird in der TCM oft als »Mark« bezeichnet.
Dadurch bringt die TCM eine enge Beziehung des Hirns mit den Knochen und der Niere zum Ausdruck. Bei der westlichen Diagnose einer Gehirnerkrankung sieht die TCM eine mögliche Beteiligung einer Nierenfunktionsstörung.

Häufige klinische Zeichen der Erkrankung des Gehirnes sind: Kopfschmerz (Cephalaea), Schwindel (Vertigo), manisch-depressives Zustandsbild, Epilepsie, Schlaflosigkeit, Apoplexie (Schlaganfall), Kollaps,

Opisthotonus bei fieberhaften Erkrankungen, Demenz, Melancholie, Hysterie, Insomnie, Vielschlaf, Vergesslichkeit, Tremor, Schädeltrauma etc.

## Was tun?

Wir suchen zuerst nach einer möglichst exakten schulmedizinischen Diagnose. Dann bemühen wir uns mithilfe der bestmöglichen uns zur Verfügung stehenden Therapie der Schulmedizin dem Patienten zu helfen.

Wenn diese schulmedizinische Therapie dem Patienten nicht optimal helfen kann, dann ist eine zusätzliche TCM-Therapie mit Akupunktur, TENS (transkutane elektrische Nervenstimulation) und Selbsthilfe angezeigt. Die Eingeweide arbeiten nicht optimal, die Blut- und Energiezirkulation ist gestört.

Es wird hier gerne vom Patiententyp mit Fülle-Symptomatik gesprochen, mit folgenden Symptomen: Ein- bzw. Durchschlafstörungen, Kopfschmerzen, rote Augen, leichte Erregbarkeit, Mundtrockenheit, viele Träume, innere Unruhe, Schwindel, Magen-Darm-Beschwerden etc.
Auf der anderen Seite gibt es den Patiententyp mit Leere-Symptomatik: Vergesslichkeit, feuchtwarme Fußsohlen und Handflächen, Mundtrockenheit, Müdigkeit, Depression, wenig Appetit, Stuhl ist meist weich und ungeformt, auch Kreuzschmerzen, Kopfschmerzen, Schwindel, Schreckhaftigkeit, Ängstlichkeit.

Die Behandlung unterscheidet sich in beiden Fällen hauptsächlich in der Reizdosierung und im Verlauf. Im Falle der so genannten Fülle kann der Behandlungsreiz stärker sein. Die Besserung tritt schneller ein. Im Falle der so genannten Leere muss man den Behandlungsreiz schwächer setzen. Man benötigt allgemein eine höhere Behandlungszahl.

Für die Behandlung des Burn-out-Syndroms werden die Punkte **N1**, **M36**, **KS6** und **H7** gedrückt; bei Anwendung der Moxibustion werden die Punkte **M36** und **KG6** erwärmt.

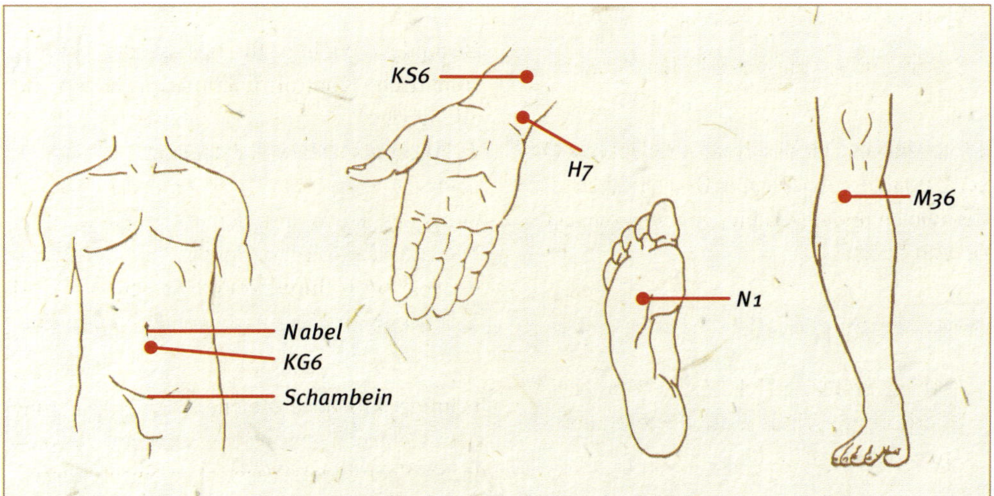


*Punkte bei Burn-out-Syndrom*

# Gesundheitspflege mit Selbstmassage nach Zonen

Diese Übungen fördern die körpereigene Regulation und verbessern die Abwehrkraft. Wir können dadurch Einfluss auf die Meridianzirkulation, Organfunktion, den Zustand von Vitalenergie-Qi, Blut-Xue und das Yin-Yang-Gleichgewicht im Körper nehmen.

Folgende 11 Zonen kommen zur Anwendung: Gehirn, Augen, Nase, Ohren, Hals, Schulter, Arm, Hand, Brust, Bauch, Kreuz, Bein.

Diese Übungen müssen regelmäßig, konsequent und genau durchgeführt werden. Während der Selbstmassage soll man eine ruhige, stressfreie und zugluftfreie Atmosphäre schaffen.

Maßnahmen wie ausreichend Schlaf, ausgewogene Ernährung, körperliches Training und ärztliche Kontrolle dürfen auf keinen Fall vernachlässigt werden.

## Hand

Vorbeugend für Kopfschmerzen, Halsschmerzen, Zahnschmerzen, Palpitationen (Herzrasen), Schlafstörungen, Vergesslichkeit, kalte Finger, Zittern der Finger etc.

Beide Hände mehrmals fest reiben, bis die Handflächen warm werden.

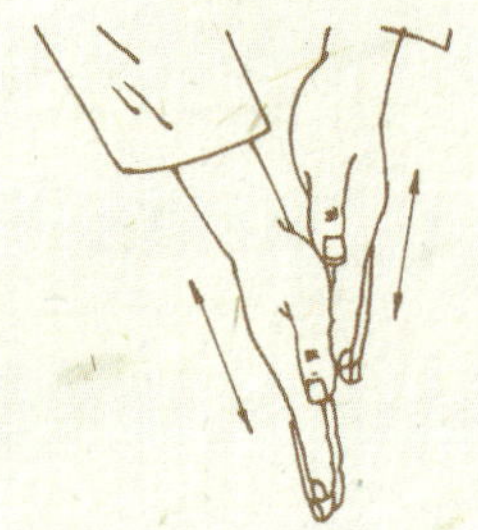

| | |
|---|---|
| Beide Hände, wie beim Händewaschen, reiben. | 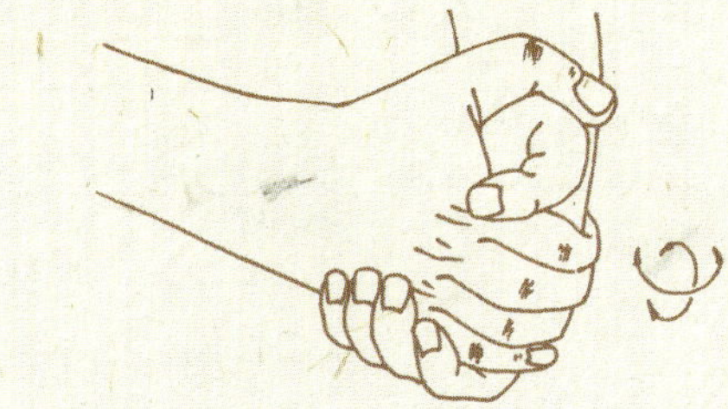 |
| Hände krümmen, wie wenn man einen Ball hält, und die Fingerkuppen recht fest gegeneinander klopfen. | 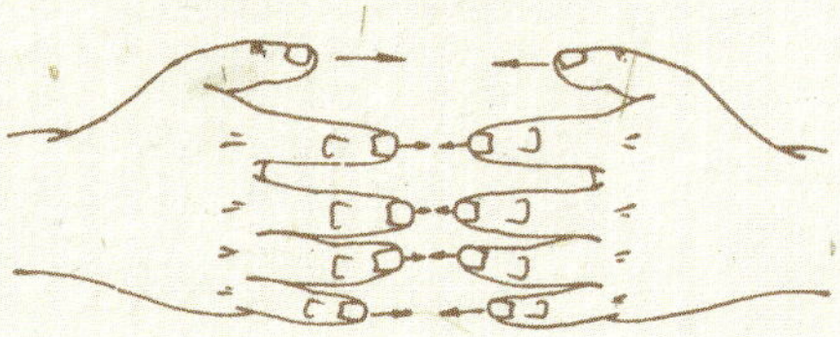 |
| Mit Zeigefinger und Daumen bei allen Nägeln seitlich je 3-mal drücken. | 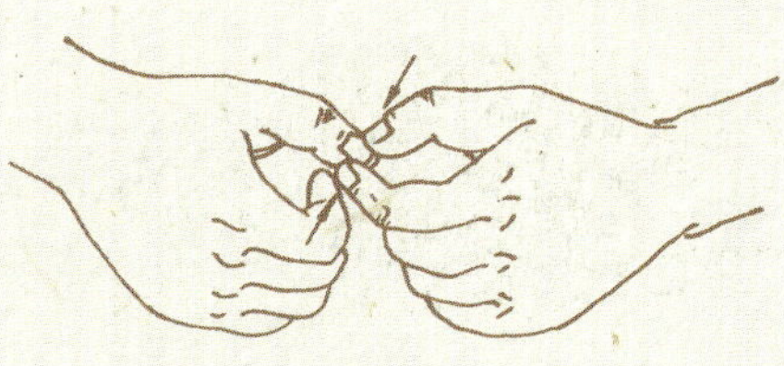 |
| Mit Zeigefinger und Daumen alle Nägel Streckseite gegen Beugeseite jeweils 3-mal drücken. | 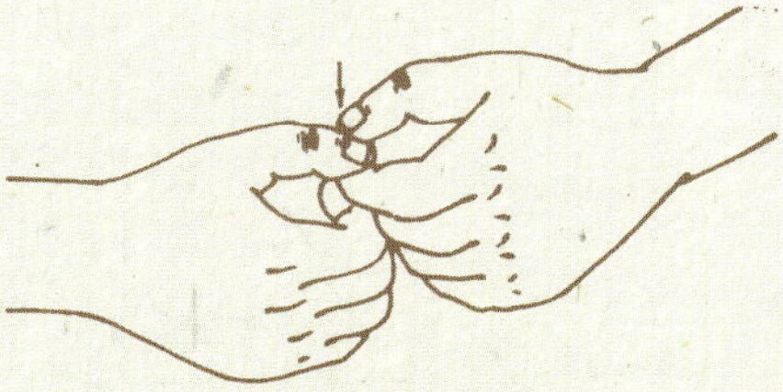 |

| | |
|---|---|
| Mit Zeigefinger und Daumen alle Finger, von der Kuppe bis zum Grundgelenk, Streckseite gegen Beugeseite 3-mal drücken. | 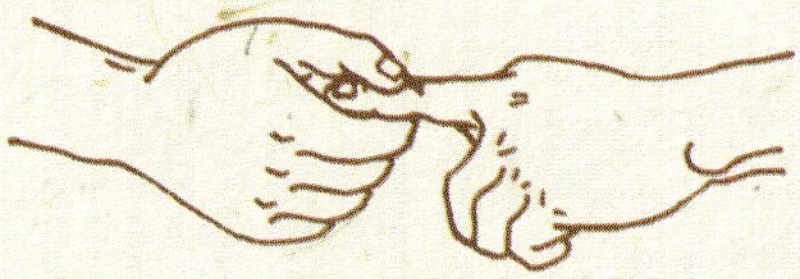 |
| Mit Zeigefinger und Daumen alle Finger, von der Kuppe bis zum Grundgelenk, seitlich 3-mal drücken. | 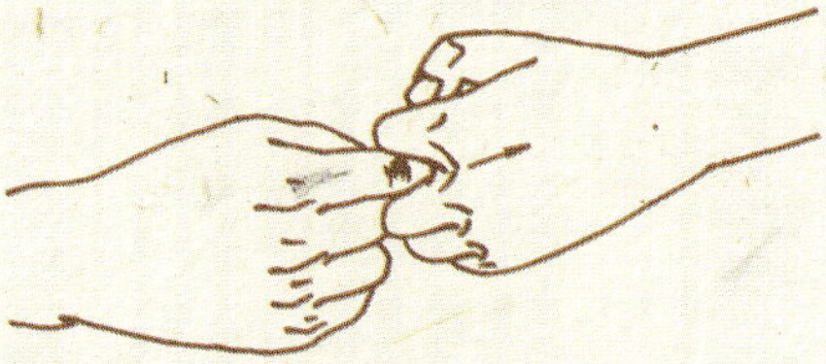 |
| Die Daumen drücken und friktionieren (reiben) an Taiyang, die acht Finger an der Stirn reiben. | 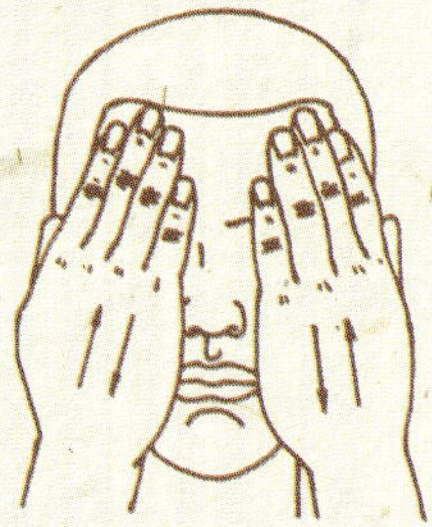 |
| Dann die acht Finger wie beim Kämmen zum Hinterkopf bewegen. Einige Male wiederholen. | 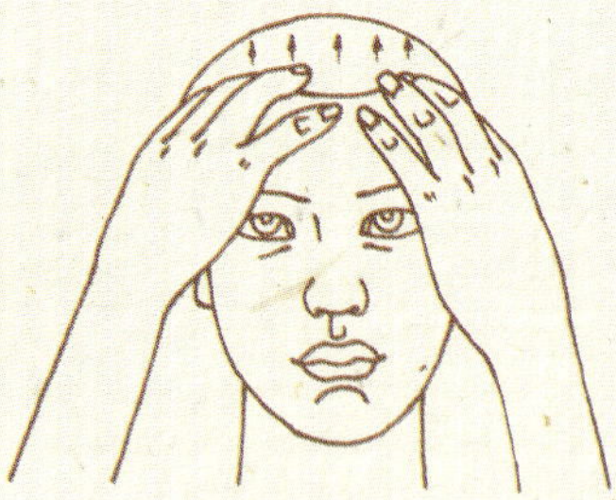 |
| Anschließend die geschlossenen Zeige- und Mittelfinger auf LG 20 drücken. | 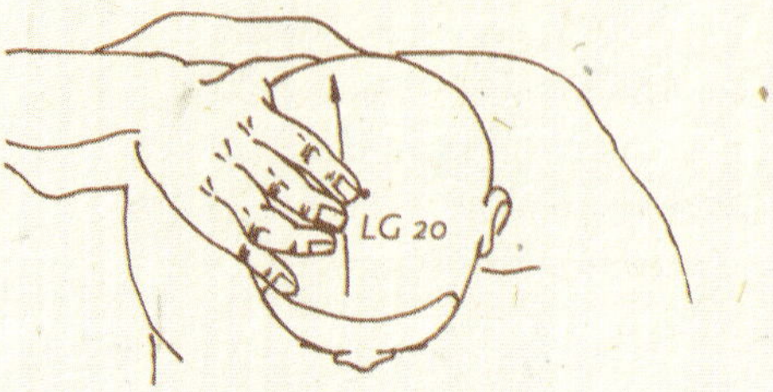 |

| | |
|---|---|
| Die Daumen am Punkt G 20 reiben. Die acht Finger drücken von LG 20 entlang des Lenkergefäßes über LG 16 bis zum Punkt LG 14. | 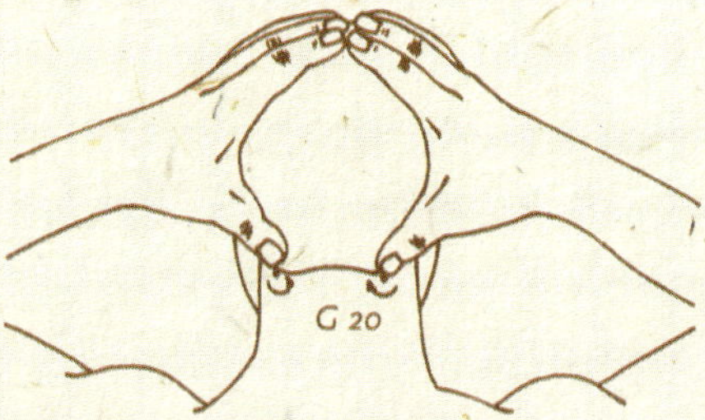  |
| Die acht Finger gleiten massierend von Hinterkopf und Hals über die Ohren nach vorne. | 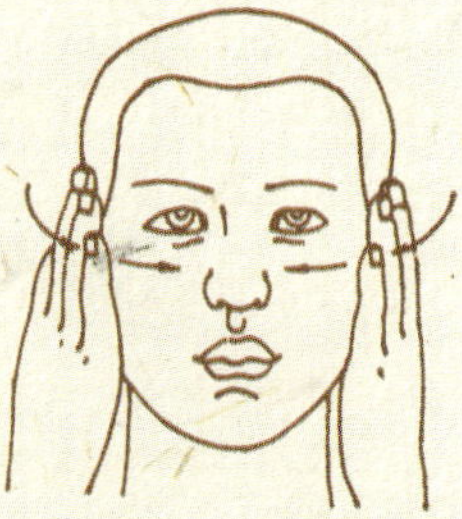 |
| Danach über die Augen zur Nasenwurzel. Die Mittelfinger drücken die B 1-Zone, dann die Taiyang-Zone, ca. 5- bis 10-mal. | 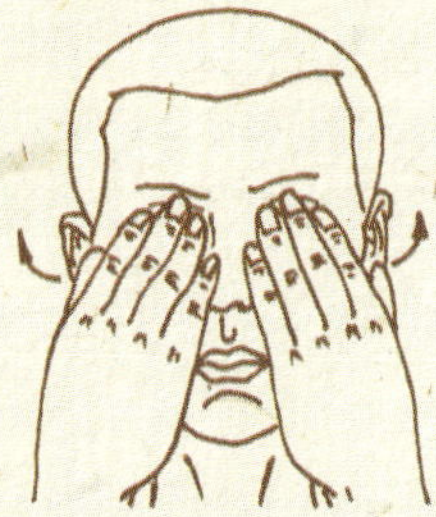 |
| Mit gebeugten Fingern erst zart, dann fester den Scheitel klopfen, erst die Mittellinie, dann seitlich, ca. 5- bis 10-mal. | 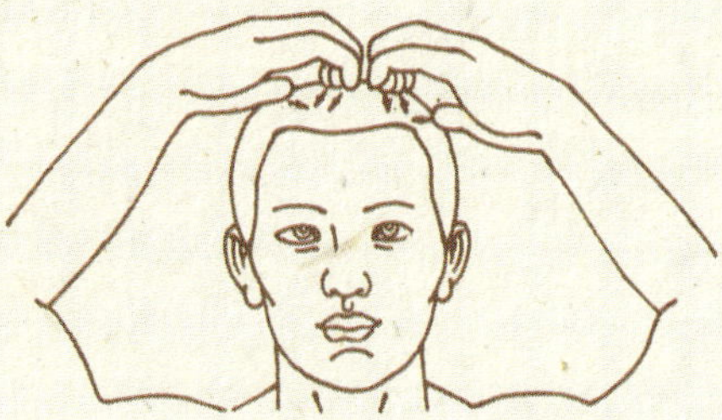 |
| Die Hände bedecken das Gesicht, die Mittelfinger reiben die Zone B 1, dann wandern sie entlang des Nasenrückens nach unten über die Mundwinkel bis zum Unterkiefer, ca. 5- bis 10-mal. | 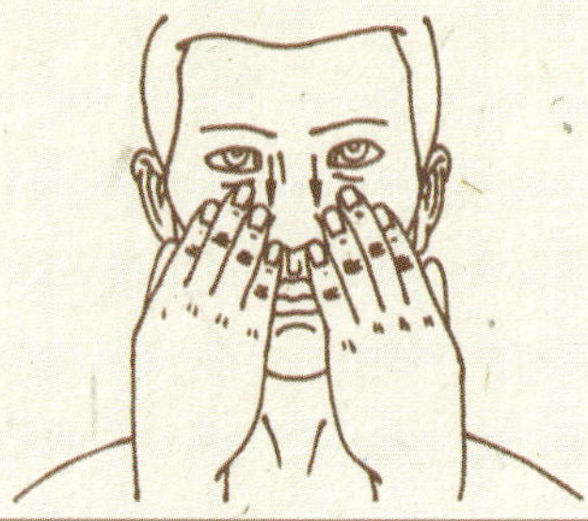 |

# Augen und Sehen

Vorbeugend gegen Sehstörungen (Kurz-, Weit-, Alters- und Doppeltsehen) und andere Leiden am äußeren Auge.

| | |
|---|---|
| Die Augenbrauen mit Daumen und Zeigefinger drücken, 5-mal. | 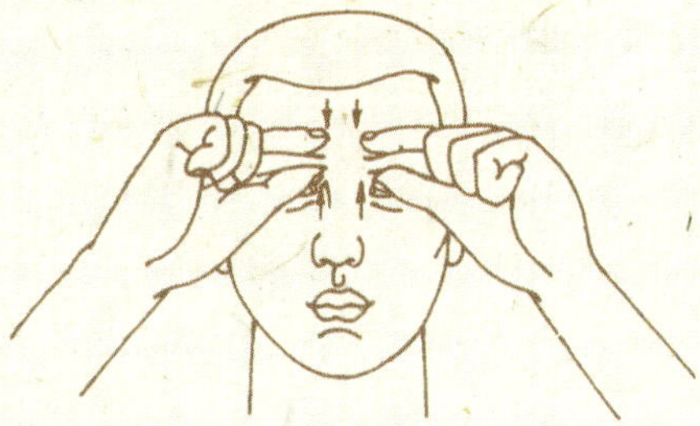 |
| Mit seitlichen Flächen der Zeigefinger über die geschlossenen Augen streichen, die Daumen sind an Taiyang fixiert. | 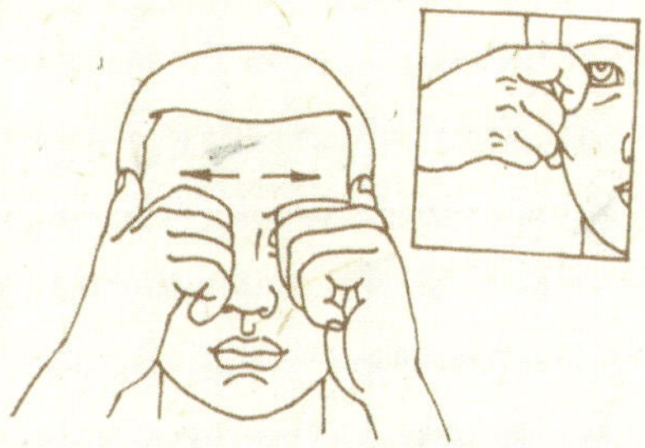 |
| Augen schließen und mit den beiden warm geriebenen Handflächen die Augen bedecken, ca. 4- bis 5-mal. | 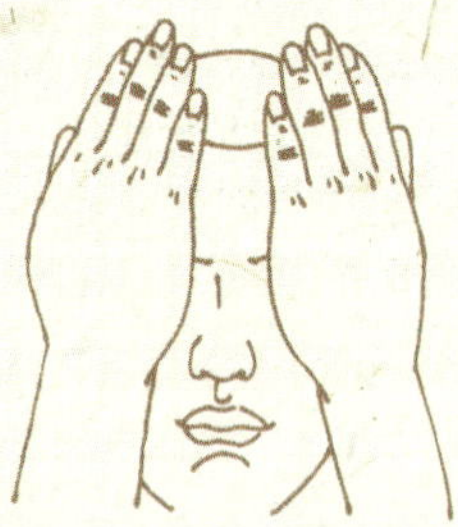 |

## Verbesserung der Hirnleistung und Gesichtsdurchblutung

Vorbeugend gegen Migräne, Kopfschmerzen, Neurasthenie, Vertigo, Schlafstörungen, Durchblutungsstörungen im Gesicht, Haarausfall, Tinnitus, verlegte Nase, Flimmern vor den Augen; verzögert die Gesichtsfaltenbildung.

| | |
|---|---|
| Gesicht waschen, zuerst die Hände warm reiben, dann das Gesicht auf und ab reiben. | 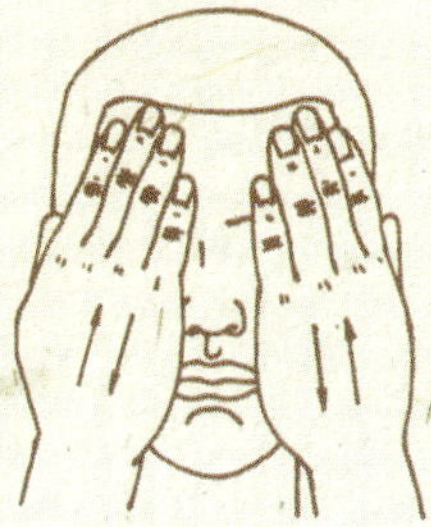 |

## Nase und Geruchsinn

Vorbeugend gegen Nasenrinnen, verlegte Nase, Nebenhöhlenentzündung, Anosmie (Verlust des Geruchssinnes).

| | |
|---|---|
| Mit den Daumengelenken die medialen Enden (mittelwärts) der Augenbrauen drücken, dann entlang des Nasenrückens bis Nasenlochhöhe drücken, ca. 5- bis 6-mal.<br>Di 20 | 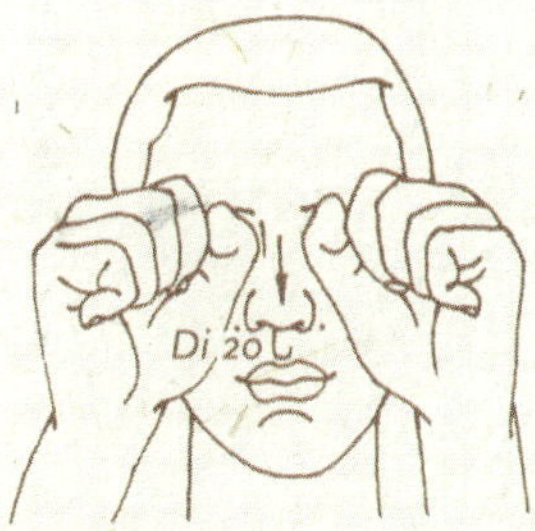  |
| Ein Zeigefinger drückt auf die Nasenspitze, Zeigefinger und Daumen der anderen Hand drücken fest die Nasenflügel, ca. 10-mal. | 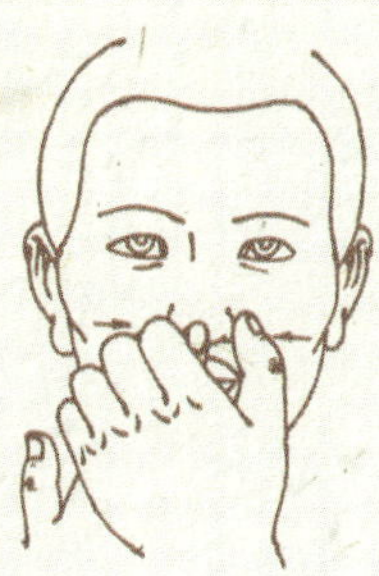 |

## Ohren und Gehör

Vorbeugend gegen Tinnitus, Schwerhörigkeit und Schwindel.

| | |
|---|---|
| Beide Ohrmuscheln mit den acht Fingern reiben, Daumen auf den Punkt G 20 legen. | 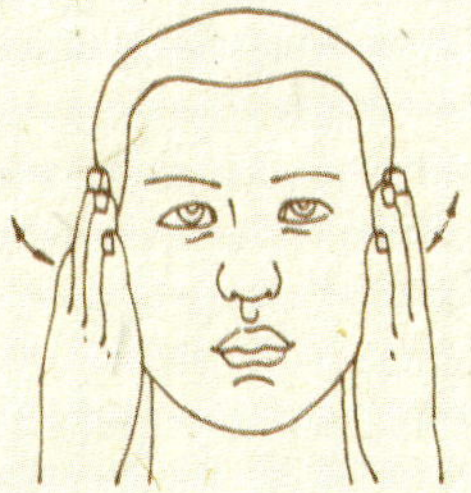 |
| Nach 3-maligem Kreisen der Zeigefinger in den Gehörgangöffnungen werden die Finger schnell entfernt, es entsteht dabei ein Geräusch wie »ba«; 3- bis 5-mal wiederholen. | 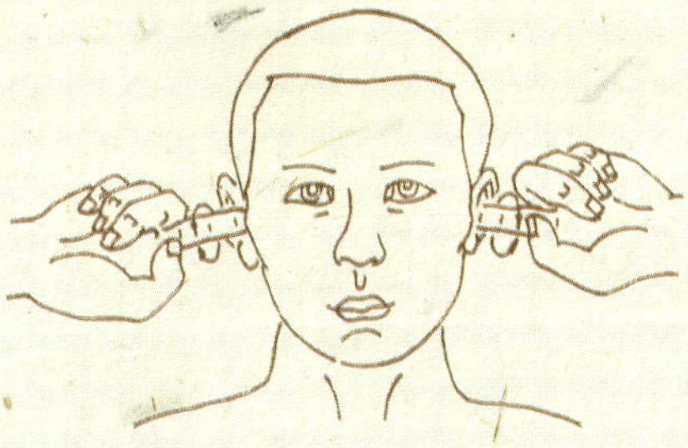 |
| Handflächen auf die Ohren drücken, die Daumen liegen am Punkt G 20, wenn die seitlich gespreizten Ellbogen vibrieren, gibt es in den Ohren ein summendes Geräusch. Beenden, wenn die Muskeln an der Schulter ermüden. | 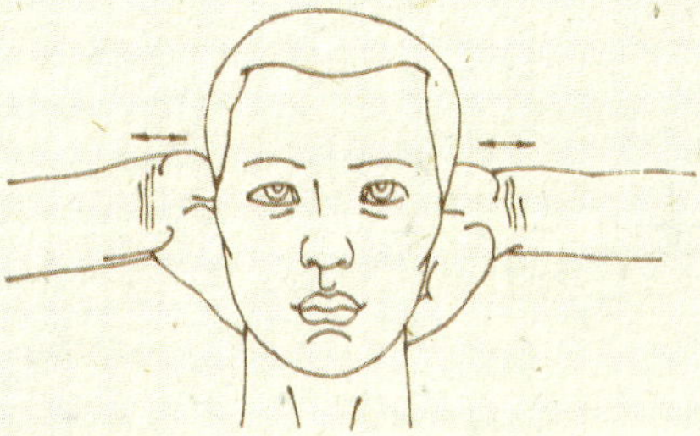 |
| Zeigefinger liegt über dem Mittelfinger, beide sind hinter den Ohren, wenn jetzt die Zeigefinger abgleiten, dann gibt es im Ohr ein metallisches Geräusch, ca. 1- bis 2-mal. | 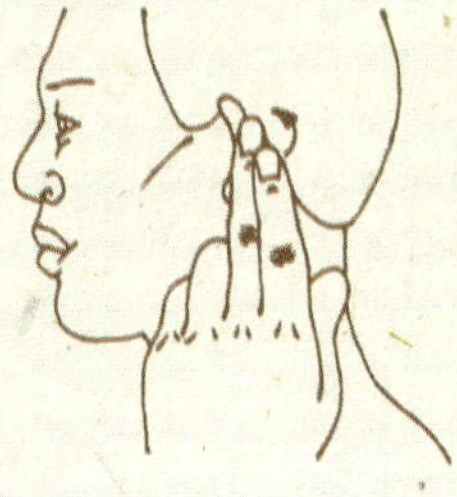 |

## Nacken und Hals

Vorbeugend gegen Nackenverspannung und -schmerzen, Halsschmerzen, Husten, Heiserkeit.

| | |
|---|---|
| Erst mit 8 Fingern vom Hinterhauptrand bis zum LG 14 5- bis 10-mal drücken, dann seitlich am Rand des Trapezmuskels bis zum LG 14 5- bis 10-mal friktionieren (reiben).<br>LG 15, G 20, LG 14 | 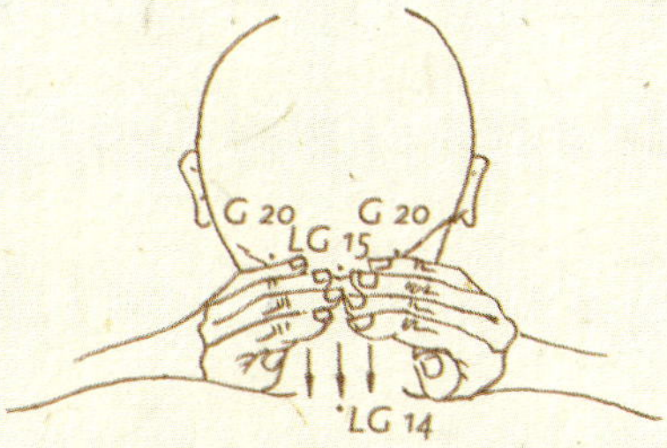 |
| Mit dem Daumen den gegenüberliegenden G 20 drücken und reiben, dann nach unten bis zum Schlüsselbein drücken, links und rechts abwechselnd, 3- bis 5-mal. | 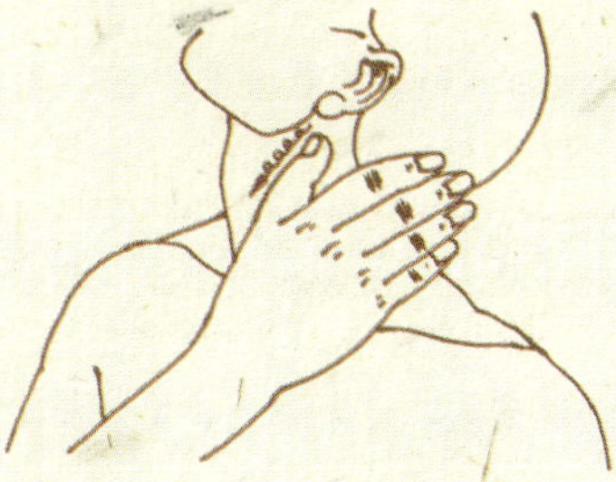 |
| Kopf nach hinten neigen, mit dem Daumen und vier Fingern seitlich vom Kehlkopf nach unten gleiten bis zum Schlüsselbein, drücken, 3- bis 5-mal. | 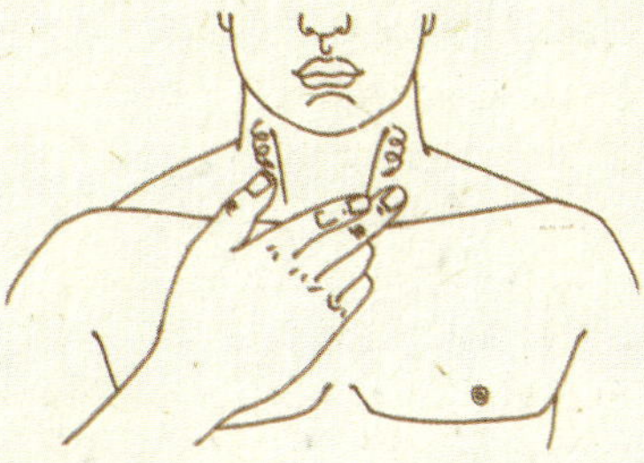 |
| Den Kehlkopf leicht zusammendrücken und zart nach links und rechts bewegen. Zum Schluss den Brustbeinoberrand drücken (KG 22). | 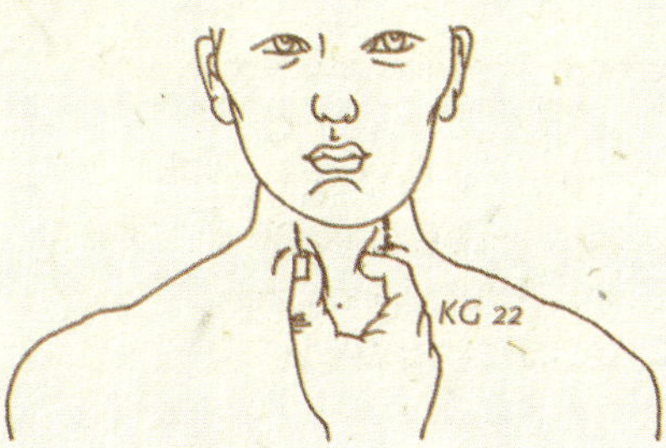 |

## Schulter und Arm

Vorbeugend gegen Schulter-Arm-Beschwerden, Verbesserung bei halbseitiger Lähmung nach einem Schlaganfall etc.

| | |
|---|---|
| Zuerst die Beugeseite des Oberarms von oben bis zur Ellenbeuge reiben. Links und rechts. | 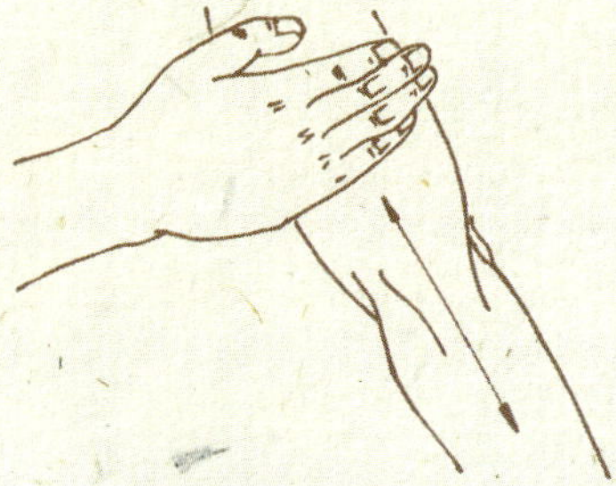 |
| Dann Streckseite des Oberarms von oben bis zur Ellenbeuge reiben. Links und rechts. | 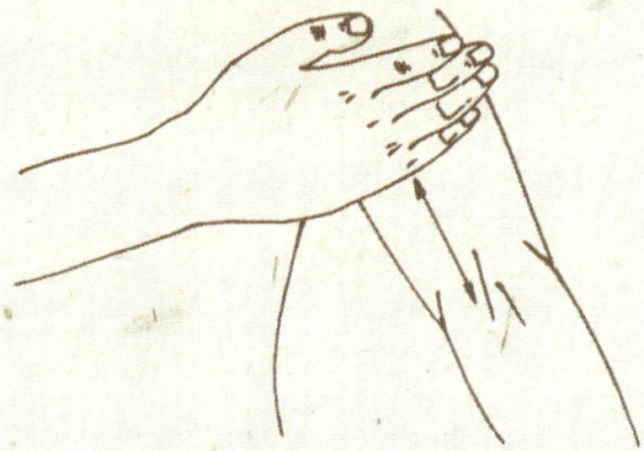 |
| Mit den Knet- und Friktionsgriffen Schulterpunkte Di 15 und 3 E 14 10- bis 20-mal massieren. | 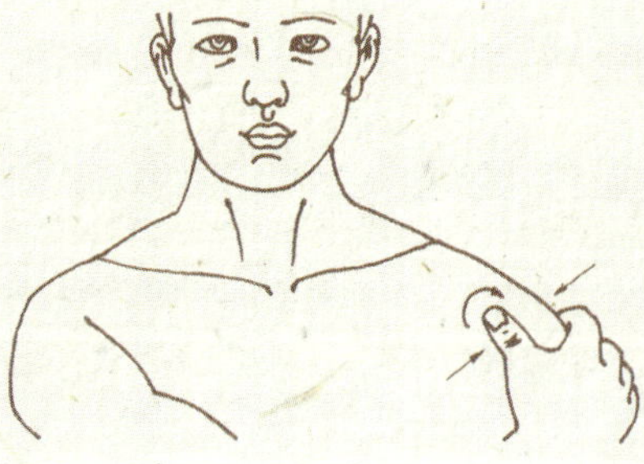 |

| | |
|---|---|
| Mit den Knet- und Friktionsgriffen die Beuge- und Streckseite des Ellbogengelenks 10- bis 20-mal massieren. Danach die Gelenke lockern. | 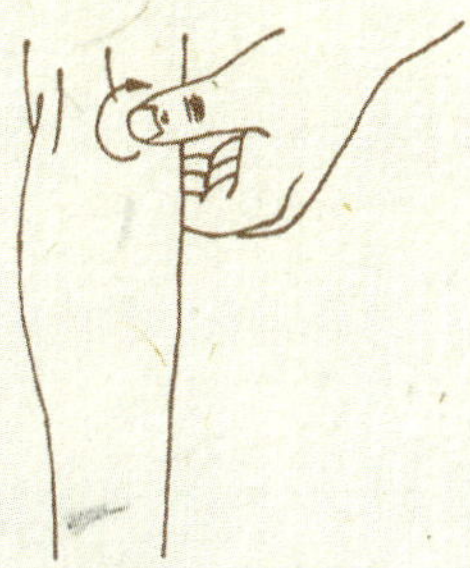 |
| Mit den Knet- und Friktionsgriffen die Beuge- und Streckseite des Handgelenks 10- bis 20- mal massieren. Danach die Gelenke lockern. | 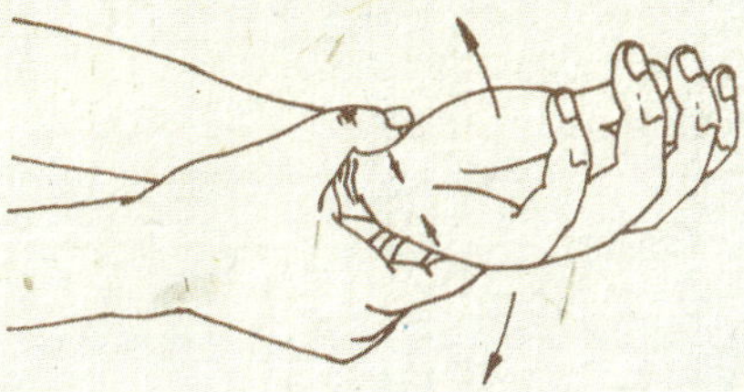 |
| Mit dem Kleinfingerballen bei lockerer Faust die Beuge- und Streckseite des Unterarms vom Ellbogen bis zum Handgelenk schnell und leicht klopfen. | 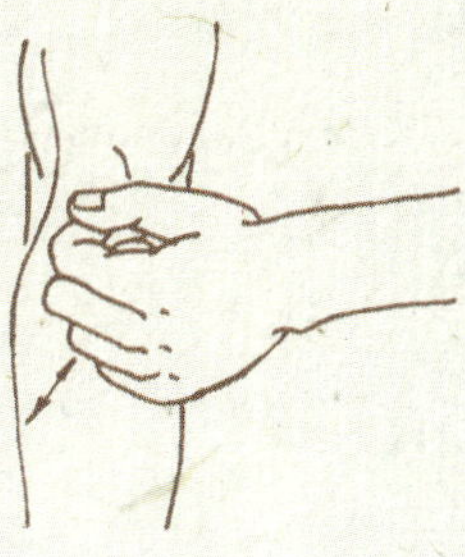 |

## Brustregion

Vorbeugend gegen Brustschmerzen, Atembeschwerden, Leber- und Magenbeschwerden, Schluckauf.

| | |
|---|---|
| Entlang des Schlüsselbeines mit zwei Fingern hin und her schieben. Links und rechts. | 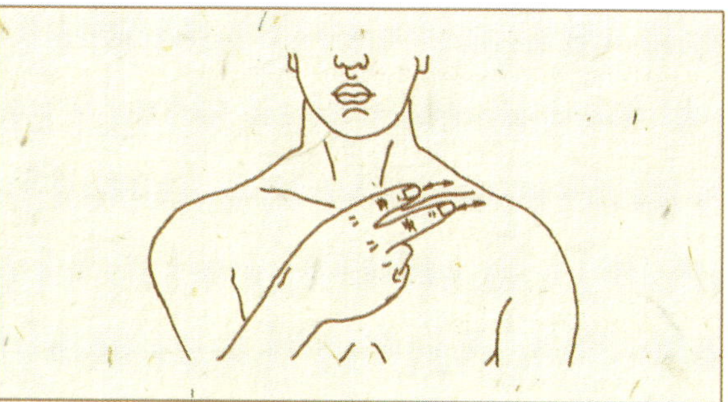 |
| Beim Mann: Entlang der Rippen schieben, 3- bis 5-mal. | 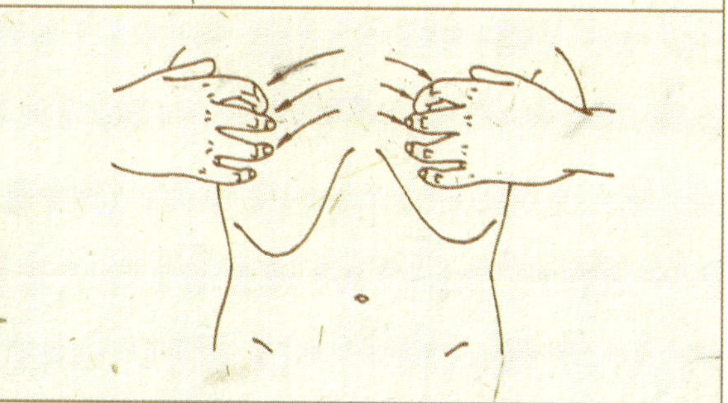 |
| Bei der Frau: Entlang der Rippen schieben, 3- bis 5-mal, über die Brustdrüsen, zart. | 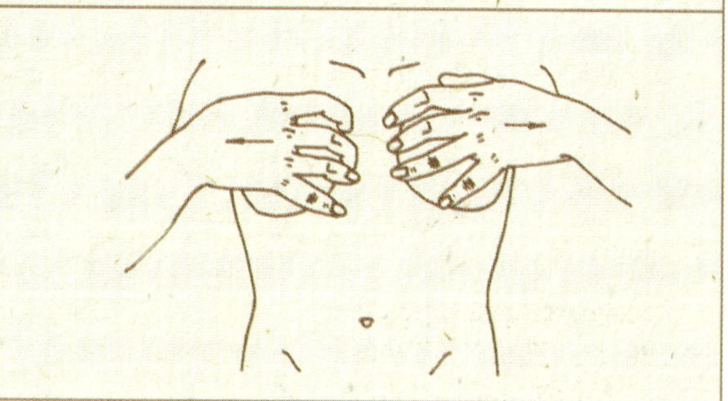 |
| Entlang der Rippenbögen schieben. | 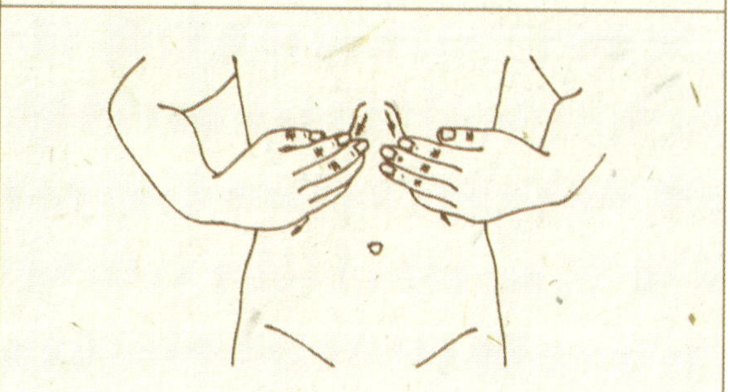 |

# Bauch und Zinnoberfeld

Vorbeugend gegen Blähungen, Verstopfung, Blasen-, Menstruations- und Sexualstörungen.

Mit Kleinfingerballen von KG 12 beginnend zum Nabel drücken, dann mit Daumenballen weiter bis zum Schambeinoberrand drücken / schieben, 5- bis 10-mal. Dieser Massage folgt ein Kreisen im Uhrzeigersinn.
KG 8, Nabel.

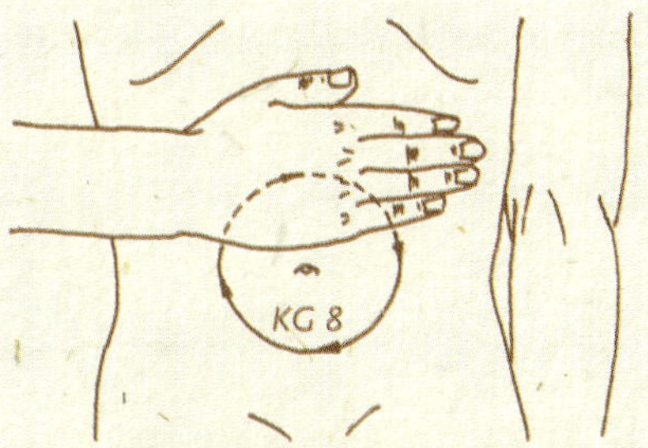


Mit dem Daumen oder Mittelfinger die einzelnen Punkte im Uhrzeigersinn reiben. Die Reihenfolge ist auch im Uhrzeigersinn.

KG 12, KG 11, M 25, KG 6, KG 5, M 27 und KG 4.

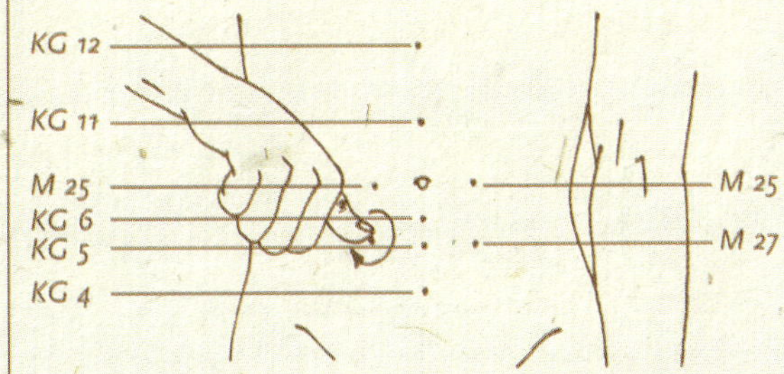


Mit übereinander gelegten Händen (Hohlhand) über den Nabel kreisen, wobei die Hohlhand einen kreisförmigen Druckwechsel durchmacht: Fingerbauch, Kleinfingerballen, Handwurzel, Daumenballen, dann wieder Fingerbauch.

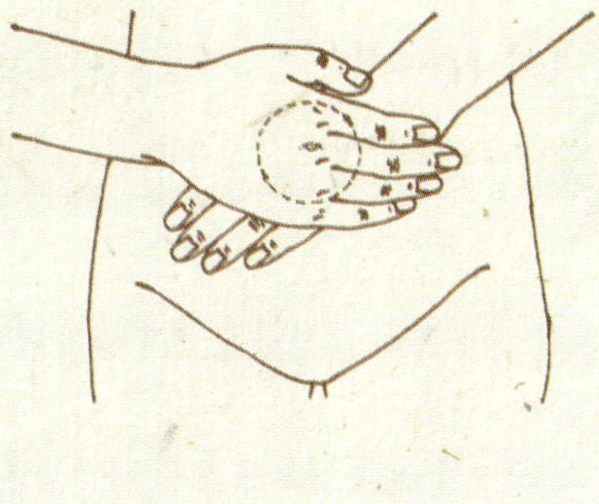

# Lende, Niere und Kreuz

Vorbeugend gegen Rücken- und Kreuzschmerzen, Kraftlosigkeit im Kreuz und in den Beinen, Blähungen, Potenzstörungen, Prostatabeschwerden, Menstruationsstörungen.

| | |
|---|---|
| Mit den Knöcheln der Zeige- und Mittelfinger der geballten Hände (Faust) an B 23 fest drücken und reiben. | 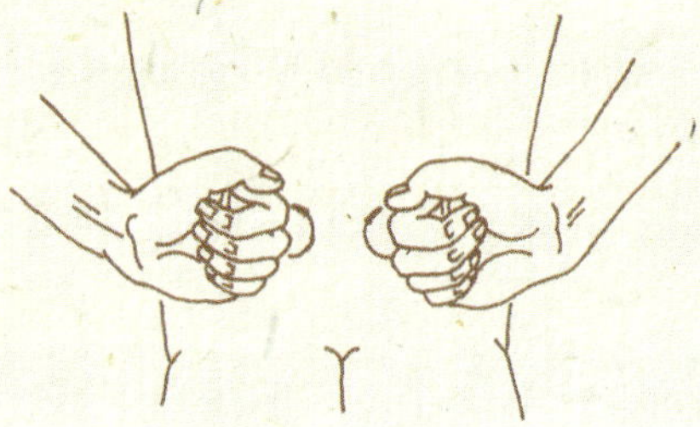 |
| Mit der Rückseite der Fäuste leicht beidseits die Lenden- und Kreuz-Wirbelsäule klopfen. | 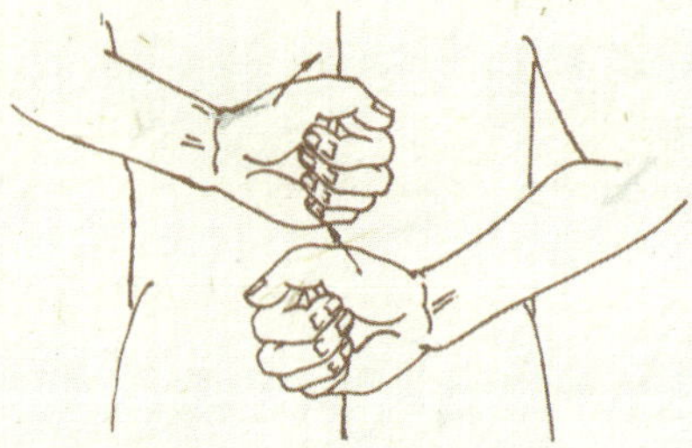 |
| Mit den Handflächen beidseits der Lenden- und Kreuz-Wirbelsäule auf- und abreiben. | 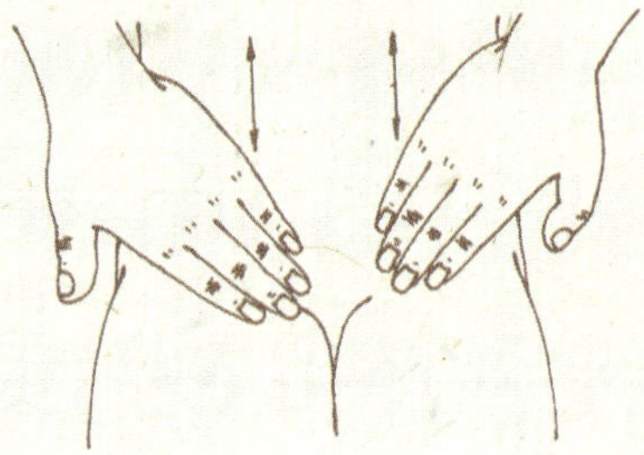 |

# Beine

Vorbeugend gegen Bluthochdruck, Schwindel, Palpitationen (Herzrasen), Beinschmerzen, Knieschwellung und Knieschmerzen, kalte Füße, Fersenschmerzen etc.

| | |
|---|---|
| Mit beiden Handflächen fest von oben zum Knie hin und rasch zurück reiben. | 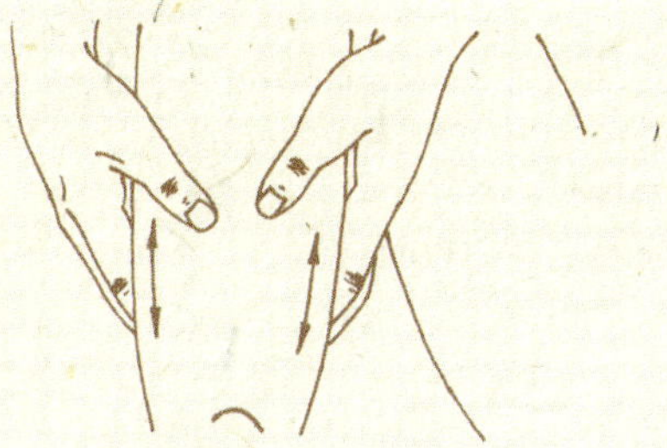 |
| Mit Zeigefinger und Mittelfinger an den Knieaugen die Kniescheiben fixieren und mobilisieren. | 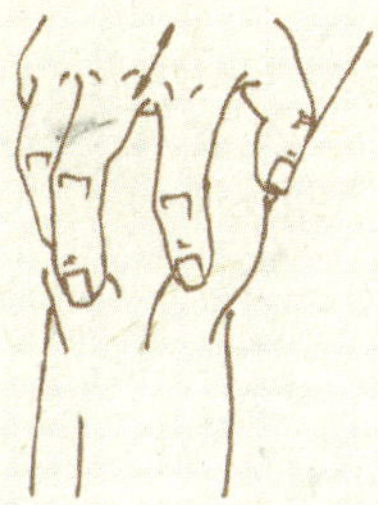 |
| Mit Kleinfingerkante beiderseits die Kniescheiben fixieren und rasch auf und ab bewegen. | 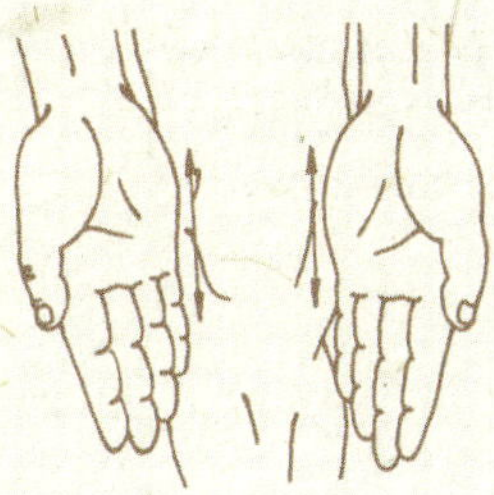 |

| | |
|---|---|
| Die acht Finger vorne aufstützen, den Daumen hinten, die Waden von oben nach unten drücken und reiben. | 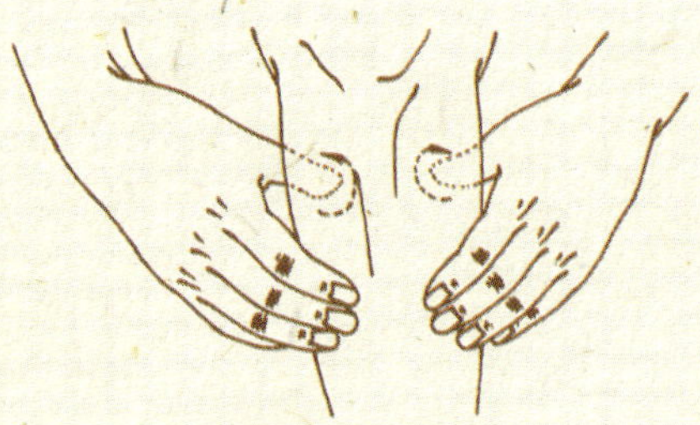 |
| Mit Daumen und Zeigefinger die Achillessehne drücken, 4- bis 5-mal. Dann mit beiden Händen die Wade zusammendrücken und lockern. | 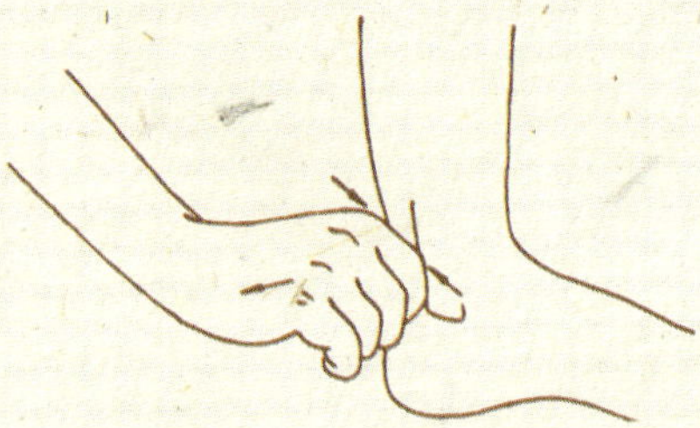 |
| Den N 1 an der Fußsohle drücken, friktionieren (reiben) und in Richtung Ferse schieben. Am Ende mit der einen Hand am Sprunggelenk halten, mit der Handfläche der anderen Hand die Fußsohle fest hin und her reiben. | 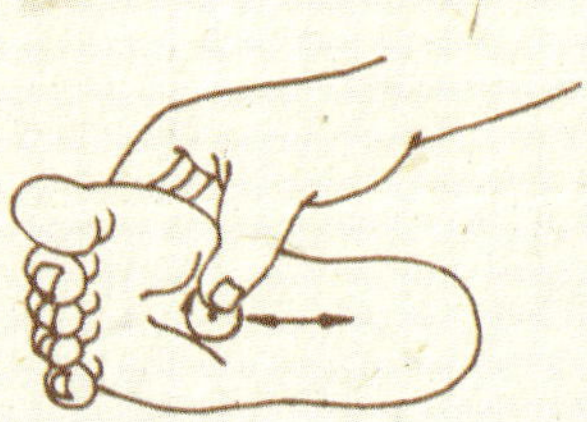 |
| Mit Zeigefinger und Daumen die Zehen der Reihe nach drücken und mobilisieren. | 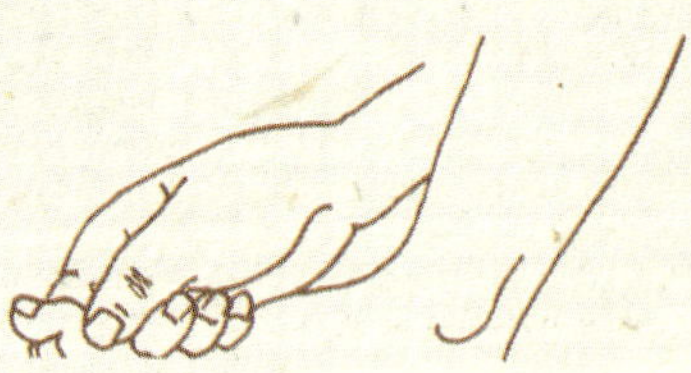 |

**Weiterführende Literatur:**

Meng, A.; Exel W.: *Chinesisch heilen,* Kneipp-Verlag, 2003
Meng, A.; Exel W.: *Chinesische Heilkunst,* Kneipp-Verlag, 2005

# Index

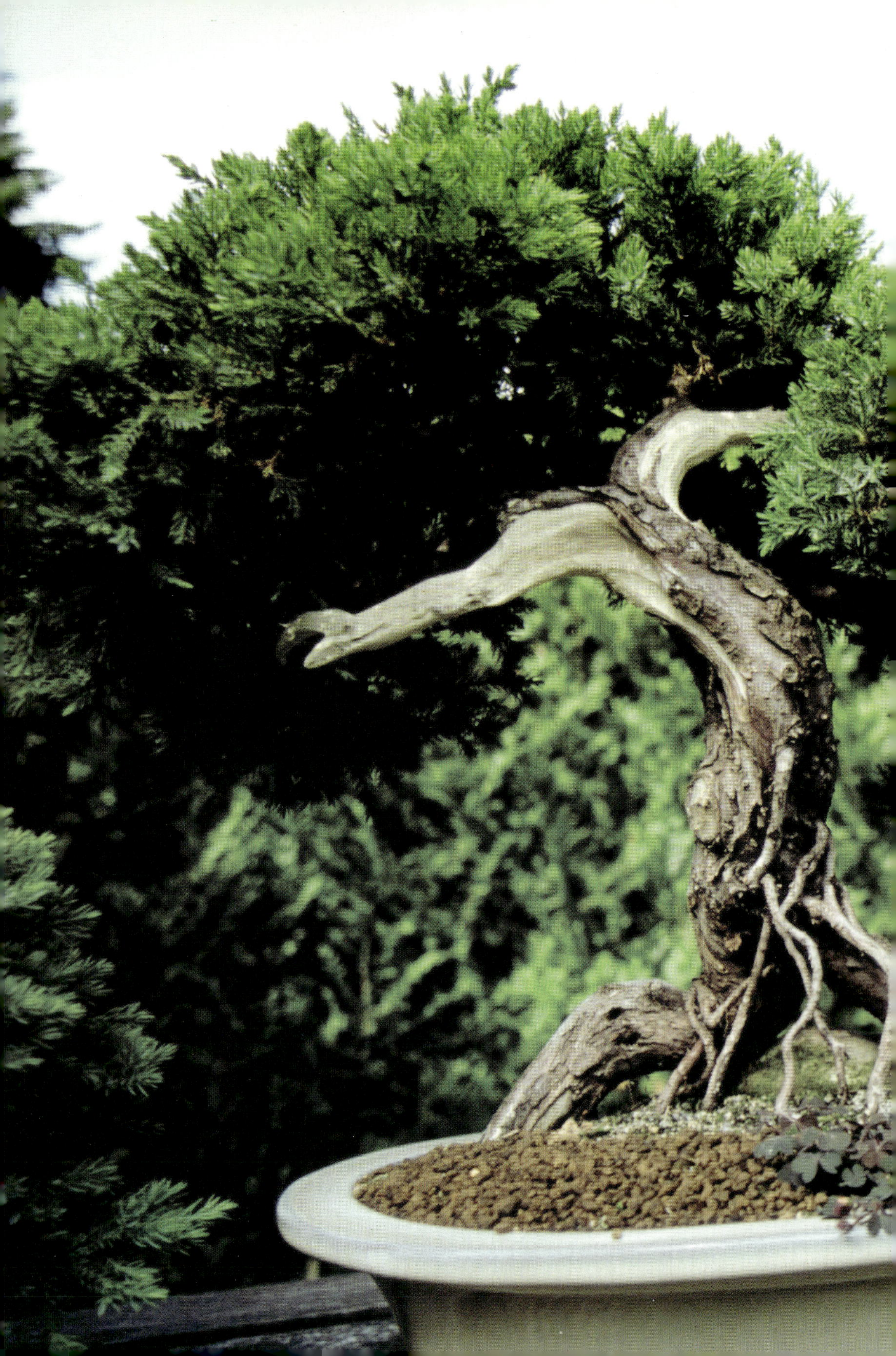